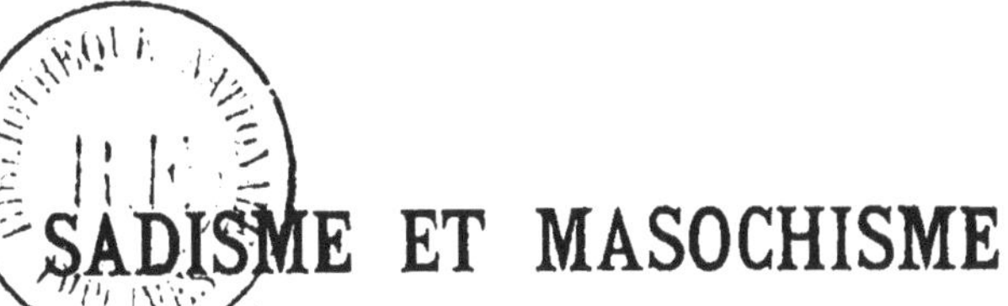

SADISME ET MASOCHISME

LES PERVERSIONS SEXUELLES

PHYSIOLOGIE — PSYCHOLOGIE — THÉRAPEUTIQUE

XI

SADISME ET MASOCHISME

PAR

Le Dr Émile LAURENT

PARIS
VIGOT FRÈRES, ÉDITEURS
23, PLACE DE L'ÉCOLE-DE-MÉDECINE, 23

1903

PREMIÈRE PARTIE

VOLUPTÉ ET CRUAUTÉ

Le Sadisme et les Crimes sadiques

CHAPITRE PREMIER

LES ORIGINES DU SADISME

I. Le plaisir de la conquête.

Le sadisme consiste en un besoin de violence ou de cruauté associé à la jouissance sexuelle. Les violences actives ou le spectacle de la souffrance donnent seuls la satisfaction sexuelle. Il semble que le sentiment de la puissance personnelle soit éveillé et satisfait par la souffrance de la victime.

C'est dans ce sentiment de puissance et de domination exagérée qu'il faut rechercher les origines du sadisme.

En effet, le caractère agressif du mâle peut, dans certaines conditions pathologiques, dépasser toute mesure et dégénérer en une tendance à subjuguer complètement l'objet de ses désirs jusqu'à l'anéantissement et même à le tuer. « Si ces deux éléments constitutifs se rencontrent, dit Krafft-Ebing (1), si le désir prononcé et anormal d'une réaction violente contre l'objet aimé s'unit à un besoin exagéré de sub-

(1) *Psychopathia sexualis*. Traduction Emile Laurent et S. Csapo, p. 83.

juguer la femme, alors les explosions les plus violentes du sadisme se produisent. »

Ainsi le sadisme ne serait que l'hypertrophie de l'orgueil du mâle qui, pour mieux jouir du plaisir de la conquête et de la domination, éprouve le besoin de faire souffrir et de faire jouir en même temps. Certaines femmes connaissent pertinemment qu'en se laissant battre et martyriser elles s'attachent leurs amants. C'est là, à mon avis, l'explication de la durée de ces unions entre souteneurs et prostituées particulièrement ; leurs scènes d'amour sont presque toujours entrecoupées de coups.

Des phénomènes analogues s'observent chez les animaux : c'est toujours le mâle qui attaque et souvent il attaque avec violence. « La combativité et l'envie de tuer, écrit Schœfer (1), sont, dans toutes les espèces animales, tellement l'attribut du mâle, que l'existence d'une connexité entre ces penchants mâles et les penchants purement sexuels ne saurait être mise en doute. Je crois cependant pouvoir assurer, en me fondant sur des observations qui ne sauraient être contestées, que, même chez des individus mâles doués d'une parfaite santé psychique et sexuelle, les premiers signes précurseurs, mystérieux et obscurs des désirs sexuels peuvent faire apparition à la suite de lectures de scènes de bataille ou de chasse émouvantes. Une poussée inconsciente entraîne les jeunes gens à chercher une sorte de satisfaction dans les jeux de guerre (lutte corps à corps). Dans ces jeux

(1) *Jahrbücher für Psychologie*, II, p. 128.

aussi l'instinct fondamental de la vie sexuelle arrive à son expression : le lutteur cherche à se mettre en contact extensif et intensif avec son partenaire, avec l'arrière-pensée plus ou moins nette de le terrasser ou de le vaincre. »

Envisagé ainsi, le sadisme n'est plus, dit encore Krafft-Ebing (1), « qu'une exagération pathologique de certains phénomènes accessoires de la vie sexuelle qui peuvent se produire dans des circonstances normales, surtout chez le mâle. Naturellement il n'est pas du tout nécessaire, et ce n'est pas la règle, que le sadiste ait conscience des éléments de son penchant. Ce qu'il éprouve, c'est uniquement le désir de commettre des actes violents et cruels sur les personnes de l'autre sexe, et une sensation de volupté rien qu'en se représentant ces actes de cruauté. Il en résulte une impulsion puissante à exécuter les actes désirés. Comme les vrais motifs de ce penchant restent inconnus à celui qui agit, les actes sadiques sont empreints des caractères des actes impulsifs. »

II. La conquête de l'épouse.

Chez les animaux l'acte sexuel ne s'accomplit le plus souvent qu'après une lutte. L'amour est une conquête. Il en fut de même chez l'homme sauvage aux temps préhistoriques. La conquête de l'épouse n'était qu'un rapt ou un viol. Ernest d'Hervilly (2) a montré

(1) *Loc. cit.*, p. 83.
(2) *Un mariage préhistorique.*

dans une de ses nouvelles ce que devait être un mariage à ces époques lointaines. « On était alors, dit-il, dans une saison où la pêche, la chasse et la recherche des fruits et des racines étant facile, les êtres humains, baignés d'un air tiède, grisés par les senteurs de la terre, étaient sollicités soudain, de la façon la plus âpre, à une fonction pour laquelle toutes les autres sont en jeu. Une terrible incitation à la poursuite des femelles naissait sous les os épais de leur crâne. C'est pourquoi le murmure vital ardent et confus qui remplissait la forêt en rut, était dominé de temps à autre par le râle amoureux du jeune mâle rassasié de nourriture... Alors il grinçait des dents, battait l'arbre de ses mains pesantes et grommelait avec une touchante fureur. Cependant les senteurs lointaines des femelles errantes comme lui, dilatées par la saison brûlante, lui arrivaient sans cesse plus nombreuses et plus âcres dans le vent velouté qui soufflait à ses oreilles pointues... Il aperçut une femelle, nubile à peine, svelte, d'une haute stature, au pelage ras et soyeux d'un noir luisant. La peau tannée apparaissait nue aux coudes, aux genoux, aux hanches plates et sèches... Son bel œil de bête, langoureux et luisant, s'était allumé à la vue du jeune mâle solide et hardi. Alors il se jeta sur elle, la saisit par ses longs cheveux, lui asséna sur la nuque un terrible coup de poing, la renversa dans les herbes et la viola malgré ses cris. »

Les origines obscures du sadisme sont là. L'anthropoïde devint homme et longtemps encore la violence présida aux épousailles. De nos jours même, dans certaines tribus de l'Asie, chez quelques peuplades de l'Afrique ou de l'Océanie, on pratique encore le rapt de l'épouse. Ce rapt souvent n'est plus que simulé ; ce n'est plus qu'un souvenir symbolique du passé.

Chez les Peuls, le fiancé, accompagné de ses amis qui tirent des coups de fusil, arrive chez sa future et fait semblant de forcer la porte de sa case. Quand tout le monde l'a suivi, le père dit à la fille : « Un tel te demande en mariage ; si tu acceptes tu peux garder le silence ; si tu refuses, dis le devant tout le monde. » La jeune fille étant restée un moment sans parler, le père lui attache les mains avec une corde et, avant d'en remettre le bout au mari, il fait semblant de la frapper. Le mari fait à son tour le simulacre, et puis la femme est déliée.

Les Sérères ont également conservé l'habitude de cet enlèvement symbolique de la jeune fille. En effet, pour accomplir la cérémonie du mariage, la famille de la jeune fille sort du village et à l'air de se livrer paisiblement aux travaux des champs avec elle. Le fiancé arrive à son tour avec ses parents et ses amis, ayant l'air de chercher quelqu'un. Dès que la jeune fille est aperçue, on s'écrie : « La voilà ! la voilà ! » Celle-ci se met à courir, simulant la frayeur, mais on la poursuit vigoureusement. Sa famille accourt comme pour la défendre, et il se passe une scène de combat simulé qui aboutit naturellement à la capture de la fiancée.

Pendant ce combat, chacun joue son rôle avec le plus d'entrain possible, la fureur la plus grotesque doit être simulee par ceux qui aiment à se faire remarquer, et il n'est pas rare que, dans ces jeux, un acteur trop zélé ne donne ou ne reçoive un mauvais coup réel.

La jeune fille sérère, saisie par les parents du fiancé, est enfermée dans une case où elle est censée rester un mois sans voir son futur mari ; mais la vérité est que le plus souvent, dès la nuit suivante, le mariage est consommé, s'il ne l'avait été déjà longtemps avant. Quand les choses se passent régulièrement, ce n'est cependant qu'un mois après la scène de l'enlèvement que la cérémonie du mariage se fait officiellement (1).

L'habitude de rendre la femme insensible par des coups au moment de la conquête n'a pas entièrement disparu et cette coutume se pratiquait et se pratique peut-être encore au Dahomey.

Je l'ai dit, les origines du sadisme sont là ; c'est manifestement un phénomène régressif, un retour à l'atavisme, un réveil des vieux instincts de violence et de cruauté.

De nos jours, la conquête de la femme se fait d'une façon plus civile, en faisant la cour, par séduction, par ruse, par intérêt. Mais les moyens de séduction sexuelle qu'emploient les hommes de notre siècle sont loin d'être toujours les mêmes et la prise de l'épouse ou de l'amante ne s'accomplit pas toujours de la même façon ; la violence et la brutalité jouent encore un rôle. Il m'a paru intéressant de rechercher comment les littérateurs contemporains ont compris et rendu ces scènes. C'est une question de psychologie sexuelle

(1) Voyez à ce propos : Bérenger-Féraud. *Le mariage chez les nègres sénégambiens*. In *Revue d'anthropologie*.

des plus curieuses et qui mérite de nous arrêter un instant.

Voici une première scène empruntée à la vie arabe par Hector France (1).

« Elle venait d'achever sa toilette et elle était toute fraîchement peinte. Ses grands yeux noirs, encore agrandis par le koheul. buvaient l'âme, et ses sourcils, arcs gracieux, descendaient jusqu'aux tempes et se joignaient par une ligne délicate. Elle avait mâché la plante qui teint les lèvres d'un rouge grenat et collé sur ses joues de petites paillettes d'or ; Mansour les regardait et brûlait de les prendre à sa bouche. Le large turban des filles du Souf enveloppait sa jolie tête encadrée par les anneaux lourds de ses tresses noires, d'où se détachaient, pleins d'éclat, ses larges anneaux d'argent. Par la fente de la gandourah de soie rayée, on apercevait les dures mamelles que les baisers de l'époux et les fatigues de la vie n'avaient pas encore eu le temps de flétrir ; elles soulevaient harmonieusement le léger corsage que serrait à la taille une ceinture brochée d'or. Bras et jambes nus, elle avait teint avec le henné ses mains jusqu'aux poignets et ses pieds jusqu'à la cheville, de sorte que le bout de ses doigts ressemblait aux fruits du jujubier.

« Non. jamais il ne l'avait vue si charmante. Il s'assit aux pieds de l'idole et pleura. Emue, elle se pencha sur son épaule :

« — Pourquoi pleures-tu ? Que diraient les hommes du douar s'ils te voyaient ?

(1) *L'amour au pays bleu.*

« — Ce qu'on dirait? reprit-il. Eh ! que ne dirait-on pas qu'on n'ait déjà dit: le fils d'Ahmed se meurt d'amour pour la Rose des Ouled-Sidi-Abid.

« — Je ne sais rien, je ne veux rien savoir ; retire-toi, Mansour. Es-tu fou !

« — Oui, je suis fou. Car, depuis le jour où tu es venue, hôtesse cent fois bénie et cent fois maudite, t'asseoir sous la tente de mon père, et soulever ton voile de ta main gracieuse, et montrer l'éblouissement de ta face ; depuis le jour où les cavaliers du douar ont fait éclater autour de toi la joyeuse fantasia, alors que toute pensive tu regardais devant toi, n'entendant ni la voix de la poudre, ni les hennissements des chevaux impatients, ni les cris de joie des femmes, ne voyant rien, alors que tous ne voyaient que toi ; depuis l'abominable nuitée d'amour où je t'ai entendue pousser tes premières plaintes que les baisers de mon père, ne pouvaient étouffer, oui, je suis devenu fou !

« — Tu me fais mourir de honte.

« — Ne m'interromps pas, Meryem. Je les ai comptées toutes tes plaintes. Et tandis que j'entendais les autres femmes chuchoter et rire tout bas, je me déchirais la poitrine de mes ongles. Vois, Meryem, tu peux savoir combien de fois, car c'est à peine si depuis les dattes des oasis ont eu le temps de mûrir.

« — Va-t'en, aie pitié de moi. Je ne peux plus, je ne veux plus t'entendre. Va-t'en.

« Elle voulut s'échapper, mais il se plaça devant elle, les bras ouverts, essayant de la retenir.

« — Oh ! disait-il, je veux les fleurs de ton sein, je veux y boire, je veux y mourir.

« Elle le repoussait, affolée. Il avait déjà baisé son cou, ses bras et ses lèvres.

« — Je me plaindrai au cadi, dit-elle. Mansour, ton père est un maudit. Laisse-moi.

« — Oui, douce fleur du matin, que la malédiction tombe sur sa tête.

« Il avait glissé à ses pieds, et lui serrant les jambes, la fit tomber près de lui.

« — Laisse-moi, répétait-elle ; je me plaindrai au cadi.

« Mais sa résistance plus molle s'affaiblissait à mesure que croissait l'audace de l'amant ; elle cessait bientôt tout à fait et Mansour n'entendit plus qu'un murmure s'échapper de la bouche éperdue de la jeune femme : Je me plaindrai au cadi.

« L'abomination était accomplie. »

Dans ce récit, il y a de la part de l'amant attaque et lutte, mais attaque insidieuse et voilée de mielleuses paroles. Quelquefois le mâle est plus brutal, comme dans les deux épisodes suivants. Le premier est emprunté à C. Lemonnier (1).

« Ils s'assirent sous un des hêtres, lui allongé près d'elle, sa tête dans ses poings et la regardant. Elle glissa la main dans ses cheveux.

« — Tu as les cheveux comme de la soie.

« — La chair aussi, répondit-il.

« Elle l'admirait, subjuguée. Le sentiment de toute sa puissance la remplissait de nouveau. Et elle pensa que vraiment c'était bien l'homme qu'il lui fallait.

(1) *Un mâle.*

« Alors les arbres virent une sauvagerie. Il arriva sur elle, les bras ouverts, avide. Un hébètement flottait dans ses yeux, une dilatation de la bouche et des narines mettait comme une vague extase sur sa face. Elle le sentit venir plus encore qu'elle le vit et cria, demi-dressée, mais déjà il l'étreignait dans son libre embrassement.

« Les bois faisaient sur eux une rumeur profonde et douce. »

La deuxième scène est de E. Zola (1).

« Brusquement Catherine regarda autour d'elle. Chaval l'avait conduite dans les décombres de Réquillart ; et elle eut un recul frissonnant devant les ténèbres du hangar effondré.

« — Oh ! non. oh ! non, murmura-t-elle, je t'en prie, laisse-moi !

« La peur du mâle l'affolait, cette peur qui raidit les muscles dans un instinct de défense. même lorsque les filles veulent bien et qu'elles sentent l'approche conquérante de l'homme. Sa virginité qui n'avait rien à apprendre pourtant, s'épouvantait, comme à la menace d'un coup, d'une blessure dont elle redoutait la douleur encore inconnue.

— Non, non. je ne veux pas ! Je te dis que je suis trop jeune... Vrai, plus tard. quand je serai faite au moins.

« Il grogna sourdement :

« — Bête ! rien à craindre alors... qu'est-ce que ça te fiche !

(1) *Germinal.*

« Mais il ne parla pas davantage. Il l'avait empoignée solidement, il la jetait sous le hangar. Et elle tomba à la renverse sur les vieux cordages, elle cessa de se défendre, subissant le mâle avant l'âge, avec cette soumission héréditaire qui, dès l'enfance, culbutait en plein vent les filles de sa race. Ses bégaiements effrayés s'éteignirent ; on n'entendit plus que le souffle ardent de l'homme. »

Il s'agit dans ces deux scènes d'êtres un peu frustes, encore voisins de la nature, et qui n'ont pas encore dépouillé complètement la brutalité ancestrale dans la conquête de l'epouse. Pourtant l'instruit et le policé, l'homme du monde laisse aussi parfois éclater sa passion avec une violence brutale. Voici une page de Guy de Maupassant (1).

« Aussitôt il la prit dans ses bras, bien qu'elle lui tournât le dos, et il baisait voracement son cou, les dentelles flottantes de sa coiffure de nuit et le col brodé de sa chemise.

« Elle ne remuait pas, raidie dans une horrible anxiété, sentant une main forte qui cherchait sa poitrine cachée entre ses coudes. Elle haletait, bouleversée sous cet attouchement brutal ; et elle avait surtout envie de se sauver, de courir par la maison, de s'enfoncer quelque part, loin de cet homme.

« Il ne bougeait plus. Elle recevait sa chaleur dans son dos. Alors son effroi s'apaisa encore et elle pensa brusquement qu'elle n'aurait qu'à se retourner pour l'embrasser.

(1) *Une vie*.

« A la fin il parut s'impatienter, et, d'une voix attristée :

« — Vous ne voulez donc point être ma petite femme ?

« Elle murmura à travers ses doigts :

« — Est-ce que je ne la suis pas !

« Il répondit avec une moue de mauvaise humeur :

« — Mais non, ma chère, voyons, ne vous moquez pas de moi.

« Elle se sentit toute remuée par le ton mécontent de sa voix ; et elle se tourna tout à coup vers lui pour lui demander pardon.

« Il la saisit à bras le corps, rageusement, comme affamé d'elle ; et il parcourait de baisers rapides, de baisers mordants, de baisers fous toute sa face et le haut de sa gorge, l'étourdissant de caresses. Elle avait ouvert les mains et restait inerte sous ses efforts, ne sachant plus ce qu'elle faisait, ce qu'il faisait, dans un trouble de pensées qui ne lui laissait rien comprendre. Mais une souffrance aiguë la déchira soudain ; et elle se mit à gémir, tordue dans ses bras, pendant qu'il la possédait violemment. »

Ainsi toujours le mâle attaque plus ou moins brutalement et son mode d'attaque est peu varié : de la brutalité et des caresses. Lisez encore ces lignes d'Alex. Boutique (1).

« Il la prit à bras le corps et la couvrit fiévreusement de baisers. Alors elle essaya de le repousser pour se lever. Mais elle résistait mollement.

(1) *Les amants adultères.*

« Gustave maintenant ne parlait plus ; il la brusquait avec des mouvements de bête féroce tenant sa proie, avec toute la brutalité de ses désirs. encore accrus par de longues heures d'ardeurs contenues.

« — Non, non, je ne veux pas, murmura-t-elle, renversée en arrière, les yeux demi clos dans un vertige, la gorge tendue, sa jolie figure mutine embellie par une vague expression de crainte ou de pudeur.

« Elle lutta encore quelques secondes ; mais bientôt, vaincue par l'énergie sauvage du graveur, cédant à son penchant naturel pour le plaisir, ses bras se détendirent, son corps s'abandonna et, ses lèvres où déjà flottait un sourire sensuel, laissèrent échapper, mourantes, ces paroles :

« — Ce n'est pas bien.

« Puis, tout à coup perdant la tête, dans un transport frénétique, elle lança ses deux bras au cou du jeune homme dont le visage était caché dans sa poitrine et s'écria :

« — Oh ! Gustave ! Gustave !

« Au chant léger d'une fauvette cachée dans la ramée, se mêla alors leur respiration soulevée comme dans un sanglot voluptueux et coupé des petits cris contenus de cette grande éhontée de Mathilde qui, d'un coup, sans autre entraînement que ses instincts de chienne chaude, se donnait là, en plein air, au camarade de son ami. »

Ce plaisir brutal de la conquête de l'épouse tend cependant à s'émousser de plus en plus. La conquête se fait plus maintenant par les dons de l'esprit et la valeur morale que par la force physique. L'amour alors devient de part et d'autre un libre abandon. Cette évolution se fait aussi sentir dans les écrits des auteurs contemporains. Zola (1) lui-même n'y a point échappé.

« Un gazon d'une douceur de velours, un abri de feuilles où le soleil seul pénétrait en minces flèches de flamme. Tout de suite leurs lèvres s'unirent dans un baiser avide, et elle s'était abandonnée, et il l'avait prise. au milieu de l'odeur fraîche des herbes foulées. Longtemps ils restèrent à cette place, attendris maintenant. avec des paroles rares et basses, occupés de la seule caresse de leur haleine, comme en extase devant les points d'or qu'ils regardaient luire au fond de leurs yeux bruns. »

Lisez maintenant cette page émue de Léon Cladel :

« Le bois était plein de vibrations, d'aromes et de lueurs. Tout s'éteignait et se caressait, au ciel comme sur la terre, et l'air empli de tiédeurs était comme imprégné d'amour. La nature entière s'ouvrait avec recueillement aux efforts du grand Tout et concevait la végétation future. Arbres et gazons frissonnaient dans la nuit. Un souffle immense et doux ondulait à travers la forêt.

« — Oui, je t'aime, dit Janille, qui, défaillante, se faisait toute petite sur le sein de Guillaume ; oui, je t'aime.

« Il se pencha sur elle, parfumée, et la respira longuement.

(1) *L'œuvre.*

« — Non, non, je n'ai jamais senti dans les bois une telle fleurette.

« Elle sourit. Leurs yeux se touchaient presque. Il était en elle et elle était en lui. Tremblants, ils se regardèrent avec admiration et se virent simultanément jusque dans l'âme et jusque dans l'idée.

« — Ami, brave ami, dit-elle, ne me regarde pas ainsi.

« Sans pouvoir rien répondre, il lui baisa les paupières avec ferveur ; elle voulut et ne put se rejeter en arrière, et sa bouche fut frôlée du frais duvet qui foisonnait aux lèvres de l'époux.

« — Sainte Marie ! soupira-t-elle ; oh ! Sainte Marie virginale !

« Une tiède brise abaissa vers l'autel de gramens les grands bras des saules et les longs cheveux des roseaux. Un rossignol chanta. Il sortait de l'encens du calice des fleurs. Immaculé comme l'Hostie, le disque de la lune apparut argenté dans le ciel. Au loin, tout au loin, les cloches de quelque église forestière sonnaient la bénédiction.

« Ils communiaient.

« — Guillen, dit-elle enfin, heureuse et toute honteuse de leur bonheur, Guillen, la lune nous épie.

— Elle peut bien nous épier, nous ne faisons rien de mal.

« Ayant baissé la tête, elle eut, cette enfant dépouillée de sa robe d'innocence, le premier sourire heureux de la femme.

« — Que ton cœur bat fort, dit-elle, en appuyant une de ses tempes à la poitrine de l'homme et d'une voix si faible qu'à peine on l'entendit ; écoute et tu l'ouïras ; il gazouille, il bégaye, il chante.

« — Comme le tien, répondit-il de même, écoute aussi, toi.

« — J'entends, oui ! Je les entends ; ils se parlent tous deux.

« Eperdus, naïfs, ils s'écoutèrent respirer, et quand, joyeux de s'entendre vivre, ils relevèrent le front, ils se virent auréolés des feux lunaires, ils s'écrièrent ensemble dans leur ivresse, en joignant les mains : « Que tu es beau ! Que tu ės belle ! » Et pendant qu'ils s'admiraient l'un et l'autre, d'eux-mêmes éblouis, la guirlande des chênes ondoyant à travers la nuit, semblait prête à se détacher de l'espace et à descendre sur leurs fronts, efflorescence et grandiose couronne conjugale. »

Enfin, pour terminer, ces vers de Lamartine (1), où éclate la plus haute et la plus noble conception de l'amour et de l'union :

Ses bras parmi les fleurs posèrent Daïdha ;
De parfums sous ce poids le berceau déborda :
Les calices fermés de baume découlèrent ;
Les oiseaux endormis des branches s'envolèrent,
Et, s'embarrassant l'aile aux lianes des toits,
Firent pleuvoir les feuilles et la goutte des bois.
Cédar la regarda, les bras croisés de joie,
En homme qui dépose et ressaisit sa proie ;
Puis, se rapprochant d'elle, il s'assit sur le bord,
Comme une mère heureuse auprès d'un fils qui dort,

(1) *La chute d'un ange.*

Et, le coude appuyé sur la couche embaumée,
Que creusait sous son poids la tête bien aimée,
Il oublia, des yeux en couvrant son trésor,
Qu'à la terre des pleurs ses pieds touchaient encor,
Et que la lune au ciel marchait... Ce qu'ils se dirent,
Les calices des fleurs, les mousses l'entendirent.
Les esprits dont l'amour au ciel est le seul sens,
S'arrêtèrent d'envie à ces mortels accents ;
Et Cédar, aspirant le ciel dans son sourire,
Crut que le ciel entier n'était que ce délire.

Nous voilà loin du sadisme, mais cette digression nous a paru utile pour montrer par quelle évolution s'est apaisé cet instinct farouche et formidable des premiers mâles.

III. L'ivresse érotique.

L'impatience du désir provoque un état sthénique pénible en même temps qu'une émotion sthénique secondaire, véritable colère qui se manifeste par des réactions propres. C'est ce phénomène qui produit chez les animaux une sorte de fureur érotique qui amène les mâles à blesser et même à tuer les femelles. Quand le cerf, affolé d'amour, rencontre la biche, il se précipite sur elle avec fureur et il n'est pas rare qu'il l'éventre si elle oppose la moindre résistance.

« Pendant l'accouplement, dit le docteur Chatelain, le bouquin mord avec rage la nuque de la hase. Le lieu de la joute amoureuse se reconnaît aisément aux touffes de poils dont il est semé. »

Lombroso dit que l'éléphant, si prudent d'ordinaire, entre en fureur quand il est en rut. Certains gallinacés, quand ils sont amoureux, ne craignent même pas de s'attaquer à l'homme. Dans leurs combats, les coqs, après avoir terrassé leurs adversaires, cherchent à les sodomiser.

Cette sorte d'ivresse érotique se rencontre encore parfois chez l'homme contemporain. La résistance l'irrite, augmente son éréthisme, et il brutalise volontiers l'objet de ses désirs. Ch. Féré (1) a rapporté une observation de ce genre tout à fait curieuse.

Le sujet observé avait 34 ans. Il présentait quelques troubles neurasthéniques et était sujet à des crises d'agoraphobie. Sa sexualité fut lente à s'éveiller. Il avait vingt ans quand il eut ses premières sensations sexuelles en même temps que des pollutions nocturnes. Il se sentait alors peu de penchant pour les femmes.

Pourtant, à 23 ans, il fit ses premiers essais dans une maison de tolérance. Après de longues et vaines tentatives de rapport sexuel, il finit par entrer dans un état d'exaltation violente, se mit à chanter, à danser, à gesticuler ; l'activité génitale avait disparu sans éjaculation ; il bouscula la femme qui voulait achever son initiation, la brutalisa, brisa plusieurs objets, puis tomba comme étourdi sur un fauteuil ; il se sentait comme pris de boisson, avait des éructations et des nausées. Il se laissa piteusement expulser après avoir payé les pots cassés.

(1) *Revue de médecine*, 1895, p. 553.

Cet essai malheureux ne fut pas renouvelé pendant deux ans. Il fit alors une nouvelle tentative dans une maison publique. La vue des femmes nues le mit dans une telle exaltation qu'il craignit une nouvelle explosion. Il rentra précipitamment chez lui et resta toute la nuit sans sommeil. Humilié par cette idée qu'il était impuissant, il recommença le lendemain. Comme l'orgasme tardait à venir, il mordit sa partenaire à l'épaule, si violemment qu'une querelle s'ensuivit.

Après une longue période de continence et de repos, il recommença ses essais de rapports sexuels. Ils aboutirent constamment à un accès d'ivresse qui commence peu de temps après que l'érection est complète ; les phénomènes d'exaltation générale, psychique et physique dominent rapidement la scène ; alors l'exaltation sexuelle tombe. En général il s'agit d'une ivresse gaie, hilarante ; mais, s'il éprouve une résistance, il devient furieux, brise et frappe ; les nausées manquent rarement. Si l'orgasme tend à se produire, il survient une excitation pénible qui confine à la rage suivant que la décharge nerveuse tarde plus ou moins à se produire. Dans ces actes de fureur il lui est arrivé plusieurs fois de blesser des femmes qu'il a dû indemniser. Après dix années d'apprentissage, ce misérable s'est décidé à se marier avec une femme qu'il aimait et qui l'aimait. Ses premières tentatives de coït furent malheureuses et se terminèrent par des vomissements. Par la suite il réussit pourtant à avoir des rapports complets, mais souvent accompagnés d'actes de brutalité tels qu'une séparation devint nécessaire.

IV. Cruauté et volupté.

Un héros de P. Bourget (1), Claude Larcher, a pour sa maitresse un amour indomptable et en même temps une haine violente. « Ah ! j'aurais cette gaieté-là, le soir, j'en suis sûr, je le sais, si j'avais tué Colette Rigaud le matin, et puis quel divin sommeil ! Oui, comme je dormirais bien avec la certitude que personne ne possédera plus ce corps de femme, qu'aucune bouche ne la salira plus de sa salive, qu'aucune virilité ne palpitera plus vers elle, en elle !... Si, tout à l'heure, dans la maison où je vais dîner, un des hommes de cercle qui viendrait là, prononçait cette phrase : « Vous vous rappelez Colette Rigaud ? Elle est morte hier à Saint-Pétersbourg, subitement », quel flot de délices inonderait mon cœur ! Non, ce ne serait pas assez, je voudrais apprendre qu'elle a souffert. Et je l'aime ! que lui souhaiterai-je donc si je la haïssais ! »

L'instinct de destruction entrerait ainsi en jeu en même temps que l'instinct sexuel. C'est le retour vers le mâle original. Pourtant il y a plus dans le cas de P. Bourget : Larcher aime Colette et s'en sent abaissé, amoindri, de là sa haine féroce.

Il est certain néanmoins qu'il existe une associa-

(1) *Physiologie de l'amour moderne.*

tion fréquente entre la cruauté et la volupté. La volupté est une exaltation comme la colère ; l'une et l'autre constituent une puissante exaltation de la sphère psycho-motrice ; il en résulte un besoin d'actes violents pour éteindre et détruire l'excitation générale. Schultz rapporte le cas curieux d'un homme de 28 ans qui ne pouvait avoir de rapports avec sa femme qu'après s'être mis artificiellement en colère. Lombroso cite de nombreux exemples de tendance à l'assassinat pendant l'excitation produite par la volupté. Mantegazza dit que pendant les horreurs du pillage les soldats éprouvent ordinairemeut une volupté bestiale. Voici la description d'une bataille faite par un guerrier : « Et lorsque sonne le signal, que les deux armées se rencontrent, poitrine contre poitrine, quels délices des dieux ! Par ici, par là, des ennemis, des frères sont abattus par l'acier mortel. Recevoir et donner la mort et la vie dans l'échange alternant et chancelant, dans une griserie sauvage (1) ! »

Cette association de la cruauté et de la volupté se retrouve jusque dans les conceptions religieuses. La légende hindoue de Siva et Dourga n'est que l'association symbolique de la volupté et de la mort.

Siva est, en effet, le dieu de la destruction ou plutôt de la transformation, le dieu du naître et du mourir, celui qui a pour attribut significatif le lingham, le dieu du germe qui produit les êtres et de la mort qui les dissout. Agni, le feu, adoré par les premiers Aryens avec tant de ferveur, était pour eux le principe de la

(1) Grillparzer. *Traum in Leben* : acte I.

sève qui circule dans tous les êtres et qui les anime ; il était aussi celui de la destruction, ou plutôt de la transformation, puisqu'en consumant la matière il lui fait subir de profondes métamorphoses.

Parvati ou Kali, l'autre épouse de Siva, est la déesse de la vie et de la mort, la grande matrice d'où est sorti l'univers et qui l'engloutira finalement un jour. L'obscénité et la cruauté se mêlent pour lui rendre hommage. C'est sur ses autels qu'a coulé le sang des derniers sacrifices humains. Des scènes de débauche impossibles à décrire, des mystères sombres ou obscènes se pratiquent encore dans ces temples, surtout dans ceux que fréquentent les sectateurs appelés les sivaïtes de la main gauche.

Les écrits des mystiques sont pleins aussi de ces idées de volupté et de cruauté. « Vers la fin de sa quinzième année, dit J.-K. Huysmans (1), en parlant de sainte Lidwine de Schiedam, l'amoureuse folie de l'époux s'abattit sur elle... comme un aigle d'amour il se précipite sur sa proie... Cette chair jeune et charmante dont il l'avait revêtue, elle semble tout à coup le gêner, et il la coupe et il l'ouvre dans tous ses sens afin de mieux saisir l'âme qu'elle renferme et la broyer. Il élargit ce pauvre corps, lui donne l'effrayante capacité d'engloutir tous les maux de la terre et de les brûler dans la fournaise expiatrice des supplices. » Et ailleurs (2) : « Elle fut, en somme, un fruit de souffrance que Dieu écrasa et pressura jusqu'à ce qu'il en eût exprimé le dernier suc. »

(1) *Vie de Sainte Lidwine de Schiedam*, p. 72.
(2) *Loc. cit.*, p. 291.

CHAPITRE II

LES CAUSES DU SADISME

En remontant au mâle original, nous avons retrouvé les origines obscures du sadisme, le plaisir de la conquête et l'ivresse érotique. Mais cet état psychopathique est-il originel ou acquis ? « Il est impossible, dit Krafft-Ebing (1), d'établir empiriquement une distinction entre les cas de sadisme congénital et de sadisme acquis. Beaucoup d'individus tarés originellement font pendant longtemps tous les efforts possibles pour résister à leurs penchants pervers. Si la puissance sexuelle existe encore, ils ont au commencement une vie sexuelle normale, souvent grâce à l'évocation d'images de nature perverse. Plus tard seulement, après avoir vaincu successivement tous les contre-motifs éthiques et esthétiques et après avoir constaté à plusieurs reprises que l'acte normal ne procure pas de satisfaction complète, le penchant maladif se fait jour et se manifeste extérieurement. Une disposition originelle se traduit alors tardivement

(1) *Loc. cit.*, p. 84.

2

par des actes. Voilà ce qui produit souvent l'apparence d'une perversion acquise et trompe sur le vrai caractère congénital du mal. »

Atavisme ou hérédité, on naît sadique : il suffit alors d'un phénomène accidentel pour que la perversion se manifeste dans la vie sexuelle d'une façon en quelque sorte spontanée et inattendue.

L'hyperesthésie sexuelle doit être considérée comme la base des penchants sadistes. Il peut en outre y avoir une sorte d'impression psychique par la concentration de la pensée vers l'acte pervers, à côté duquel alors l'image de la satisfaction normale s'efface. Il suffit, par conséquent, d'un fait accidentel pour faire éclore l'idée ou la forme sexuelle incluse en l'individu et adéquate à son idiosyncrasie.

Krafft-Ebing rapporte des observations d'enfants qui prenaient plaisir à voir fouetter leurs camarades ; plus tard ils en éprouvaient des sensations voluptueuses et même ne pouvaient entrer en érection qu'à la vue de ce spectacle. Chez un autre individu cité par le même auteur, la première émotion sexuelle fut produite par la vue d'une image représentant une scène de bataille ; par la suite il fut toujours obligé d'évoquer de pareilles scènes pour pouvoir entrer en érection.

Ch. Féré (1) a rapporté une observation curieuse où les penchants sadiques se font sentir chez un sujet à la suite d'un fait insignifiant. Un jour, il avait quatre ou cinq ans, il vit sa sœur aînée, âgée de quatorze ou quinze ans, à genoux, la figure cachée dans la robe

(1) *Archives de l'anthropologie criminelle*, 15 juillet 1899.

de sa gouvernante, les jupes relevées, le derrière à nu, prête à recevoir une correction. Il assure qu'il a toujours conservé le souvenir de ces « fesses blanches, rondes, énormes ». Cela décida de sa vie génésique, car depuis il a toujours éprouvé le désir de voir, toucher, tapoter les fesses de sa sœur. Justement il partageait son lit et usait de toutes sortes de stratagèmes pour arriver à caresser ses fesses. Plus tard, — il avait alors sept ans, — il jouait un jour au père fouettard avec deux fillettes : l'une, petite et maigre, ne lui disait rien, il la fouetta sans plaisir, sur les vêtements ; l'autre, âgée de six ans, était grosse et forte, il écarta le pantalon, fit jaillir les fesses et la fouetta avec volupté. Par la suite, la petite se prêta à ce jeu de bonne grâce. Aussi passaient-ils leur temps à se cacher dans les chambres pour recommencer ce jeu. Elle entr'ouvrait d'elle-même son pantalon, il lui passait les mains sur les fesses et les cuisses, les malaxait, les tapotait, quelquefois la fouettait. Il entrait alors en érection et éprouvait une volupté particulière. Un jour la fillette lui dit : « Veux-tu voir aussi mon devant ? ». Il refusa : cela ne lui disait rien. A huit ou neuf ans, il prit plaisir à fouetter un de ses camarades un peu plus jeune que lui et sur lequel il avait pris un véritable empire. Ces scènes de flagellation continuèrent longtemps et ne cessèrent que quand son ami partit pour le service militaire.

Maintenant ce sujet recherche toujours les scènes de flagellation. Il écrit sur cette question et collectionne tout ce qu'on a écrit sur le même sujet. Il a remis à Ch. Féré une série de dessins curieux que celui-ci a classés en quatre groupes correspondant pour ainsi dire aux quatre degrés de sa maladie. Au premier degré, les dessins représentent des femmes qui exhibent leurs formes, surtout leurs jambes et leurs fesses (exhibition) ; au second degré ils figurent d'amicales petites fessées données avec la main (tapotement) : au troisième degré il s'agit de fouettement plus vigoureux avec le martinet à grandes lanières (fouettement) ; enfin, au quatrième degré, c'est le cinglage à tour de bras avec lacération des chairs (fustigation sanglante). Toutes les femmes représentées dans ces scènes sont naturellement d'énormes callipyges.

Cet individu avoue s'inquiéter beaucoup de ce qu'il se sent de plus en plus porté à imaginer des scènes de cruauté. Aussi, par deux fois, se représentant une femme à terre, les fesses en sang, écumant, la tête dressée, il comprit, au paroxysme de l'excitation, que, « pour arriver au sperme », il aurait fallu tuer la femme.

Krafft-Ebing (1) rapporte un fait tout aussi curieux montrant l'explosion brusque des penchants sadiques, toujours sous l'influence d'un phénomène purement accidentel.

Le sujet a vingt-cinq ans. Un jour une fille de chambre se fit une blessure profonde à la main en lavant les carreaux de sa fenêtre. Comme il l'aidait à arrêter le sang, il ne put s'empêcher de le sucer, ce qui le mit dans un état de violente excitation érotique qui alla jusqu'à l'orgasme et l'éjaculation.

A partir de ce moment, il chercha par tous les

(1) *Loc. cit.*, p. 102.

moyens à se procurer la vue du sang frais féminin et autant que possible à en goûter. Il préférait celui des jeunes filles. Il ne reculait devant aucun sacrifice ni aucune dépense pour se procurer ce plaisir.

Au début, la femme de chambre se mettait à sa disposition et se laissait, selon le désir du jeune homme, piquer au doigt avec une aiguille et même avec une lancette, mais sa mère l'apprit et elle renvoya la femme de chambre. Maintenant il est obligé d'avoir recours à des mérétrices pour obtenir un équivalent, ce qui lui réussit assez souvent, malgré toutes les difficultés qu'il a à surmonter. Entre temps il se livre à la masturbation ou bien se fait masturber par des femmes, ce qui ne lui donne jamais une satisfaction complète et ne lui vaut qu'une fatigue et les reproches qu'il se fait intérieurement.

On pourrait trouver dans la littérature spéciale d'autres faits analogues ; mais ceux que je viens de reproduire me paraissent suffisamment démonstratifs. On ne peut évidemment pas toujours retrouver le fait initial qui a fait surgir le penchant pervers inclus à l'état virtuel en l'individu, mais ce fait. si mince, si minime qu'il soit, existe toujours à l'aurore de la vie sexuelle. Il ne laisse pas toujours de souvenirs précis chez les individus qui n'ont pas l'habitude de se replier sur eux-mêmes pour examiner le mécanisme de phénomènes psychiques qu'ils ne comprennent pas toujours. Mais pour que ce fait accidentel et en quelque sorte déterminatif arrive à orienter la sexualité dans le sens du sadisme, il faut que le sujet soit un prédisposé, il faut que cet instinct couve déjà en lui, dans les profondeurs obscures de sa cérébralité, encore insconscient, mais prêt à se manifester à la première occasion. Et cet instinct le prédisposé l'apporte en naissant, comme nous naissons tous avec l'instinct de notre sexualité future. Aussi c'est dans l'hérédité qu'il faut rechercher l'origine véritable de cette monstruosité sexuelle. Presque tous les sadistes sont des névropathes, des détraqués, des dégénérés en un mot. Ce sont des malades *ab origine* et leur mal vient tout particulièrement du nervosisme ou de l'alcoolisme ancestral. Une hystérique ou un alcoolique, une névropathe ou un épileptique, une tuberculeuse ou un syphilitique ou bien engendrent des êtres à leur image et chez qui leur maladie se réfléchit comme amplifiée, ou bien ils engendrent des êtres chez qui leur maladie s'est simplement transformée, un tuberculeux ou un syphilitique donnant le jour à un épileptique ou un fou, ou bien encore ils engendrent des êtres en apparence indemnes, capables de vivre de la vie sociale, mais en réalité portant en eux la tare héréditaire transformée : ce sont des neurasthéniques, des phobiques, des invertis sexuels, des masochistes ou des sadistes. C'est là, à mon avis, que gît l'explication étiologique du sadisme. comme, du reste, de presque toutes les inversions et perversions sexuelles.

CHAPITRE III

FORMES ET MANIFESTATIONS DU SADISME

Pour le sadique l'accomplissement du coït est généralement chose tout à fait secondaire et même superflue. Il y a la plupart du temps orgasme sans excitation locale, sans aucun contact des organes sexuels.

Certains individus pourtant pratiquent le coït ; alors les actes sadiques le précèdent ou l'accompagnent ; ils en sont l'adjuvant nécessaire. Mais les procédés employés par les sadiques pour obtenir la satisfaction sexuelle sont loin d'être toujours identiques ; on pourrait presque dire qu'ils varient avec chaque individu. Aussi il est très difficile de faire une classification clinique ou même simplement rationnelle. Nous nous bornerons à classer les faits selon leur degré d'intensité et de gravité.

I. Assassinat par volupté.

L'assassinat par volupté est la forme la plus grave du sadisme. Dans ces cas le sadique n'arrive à l'orgasme que s'il donne la mort et le plus souvent s'il dépèce sa victime.

Lombroso cite le cas d'un individu qui avait l'habitude d'étrangler les prostituées après avoir joui d'elles : « J'aime les femmes, disait-il, mais cela m'amuse de les étrangler après avoir joui d'elles. »

Un nommé Léger attire une fillette de douze ans dans un bois, la viole, mutile ses organes génitaux, lui arrache le cœur, en mange, boit le sang et enfouit le cadavre.

Un clerc d'avoué, nommé Alton, rencontre, un jour, en se promenant, plusieurs petites filles et en emmène une dans un champ voisin. Quelques heures après on découvrit ses restes horriblement mutilés. On trouva sur le calepin de cet individu, la note que voici : « Killed to-day a young girl, it was fine and hot. (Tué aujourd'hui une petite fille, c'était chaud et bon). »

Cet amour du meurtre peut être poussé jusqu'à la furie et même jusqu'à l'anthropophagie.

Lombroso cite le cas d'un nommé Grassi qui fut pris nuitamment d'un désir sexuel pour une de ses parentes. Irrité par la résistance de cette femme, il lui donna plusieurs coups de couteau dans le bas-ventre, et lorsque le père et l'oncle de la malheureuse voulurent le retenir, il les tua tous les deux. Immédiatement après il alla calmer son rut sexuel dans les bras d'une prostituée. Mais cela ne suffisait pas, il assassina son propre père et égorgea plusieurs bœufs dans l'étable.

Maschka rapporte le fait suivant. Un individu rencontre une vieille femme dans une forêt, et lui propose le coït. Sur son refus, il lui comprime la gorge, frappe son cadavre avec une verge de bouleau, lui arrache les seins et les organes génitaux qu'il fait cuire chez lui et mange les jours suivants. Lorsqu'on l'arrêta, on trouva encore les restes de cet horrible repas ; il allégua comme mobile une « soif intérieure » et demanda lui-même a être exécuté.

Ces faits montrent que la plupart des assassinats par volupté sont dus à l'hyperesthésie sexuelle associée à la paresthésie. De même, à un degré plus élevé, la perversion sexuelle peut amener à commettre des actes de brutalité sur des cadavres, comme le dépècement et l'arrachement voluptueux des entrailles.

La plupart des sadiques de cette catégorie finissent en cour d'assises. Nous étudierons les plus célèbres d'entre eux dans un chapitre spécial.

II. Le sadisme atténué. Les sanguinaires.

Les actes sadiques, dit Krafft-Ebing (1), diffèrent selon le degré de leur monstruosité, selon l'empire du penchant pervers sur l'individu qui en est atteint, ou bien selon les éléments de résistance qui existent encore, éléments qui, cependant, peuvent être plus ou moins affaiblis par des défectuosités éthiques origi-

(1) *Loc. cit.*, p. 84.

nelles, par la dégénérescence héréditaire, par la folie morale.

Ainsi naissent une longue série de formes qui commencent par les crimes les plus graves et qui finissent par des actes puérils qui n'ont d'autre but que d'offrir une satisfaction symbolique au besoin pervers du sadiste.

Après les sadiques qui assassinent par volupté, voici ceux qui aiment à faire souffrir, à torturer les femmes, à les frapper, à les blesser.

Krafft-Ebing cite le cas d'un homme auquel il n'arriva qu'une fois d'éprouver la volupté sexuelle : c'est le jour où il viola une jeune fille. Nombre de débauchés recherchent des filles vierges non seulement pour avoir une sensation neuve, mais pour jouir aussi des affres et des souffrances aiguës de leur victime.

Il existe aussi toute une catégorie de piqueurs de filles : ils arrivent à l'orgasme et à la volupté en leur piquant les fesses, les jambes, les bras, les doigts, les seins, etc. Il est à remarquer que chacun d'eux pique toujours les mêmes parties.

Il y a quelques années on a arrêté à Paris un individu qui faisait venir des jeunes filles dans des maisons de rendez-vous et leur piquait des épingles dans les seins. Il ne pouvait arriver à la satisfaction sexuelle que de cette façon. En donnant beaucoup d'argent il décida plusieurs malheureuses à se soumettre à cette fantaisie. Ce fut pourtant sur la plainte de l'une d'elles qu'il fut arrêté.

Tarnowsky cite le cas d'un médecin qui pratiquait le coït normal dans les circonstances ordinaires, mais lorsqu'il avait absorbé un peu de vin ou de l'alcool, le simple coït ne le satisfaisait plus. Dans cet état, il était forcé, pour avoir une éjaculation et obtenir le sentiment d'une satisfaction complète, de piquer les fesses de la jeune fille, de les couper avec une lancette, de voir le sang et de sentir comment la lame pénètre dans la chair vivante.

Demme (1) a rapporté un fait non moins curieux. En 1829, une enquête judiciaire fut ouverte contre Bozen, soldat, âgé de trente ans. A différentes époques et dans différents endroits, il avait blessé avec un canif ou un couteau des filles au derrière, mais de préférence dans la région des parties génitales. Il donna comme mobile de ces attentats un penchant sexuel poussé jusqu'à la frénésie et qui ne trouvait de satisfaction que par l'idée ou le fait de piquer des femmes. Ce penchant l'obsédait pendant des jours entiers. Cela troublait ses idées et ce trouble ne cessait que quand il avait répondu par un acte à son penchant. Au moment de piquer, il éprouvait la sensation d'un coït accompli, et cette satisfaction était augmentée par l'aspect du sang ruisselant sur son couteau.

Dans les premières années qui suivirent 1860, écrit Wharton (2), la population de Leipsig était terrorisée par un homme qui avait l'habitude d'assaillir, avec un poignard, les jeunes filles dans la rue et de les blesser au bras. Enfin on réussit à l'arrêter et l'on constata que c'était un sadique qui, au moment où il blessait

(1) *Buch der Verbrechen*, n° 11, p. 341.
(2) *A treatise of mental unsoundness.*

les filles, avait une éjaculation, et chez qui l'acte de faire une blessure aux filles était un équivalent du coït.

Demme (1) rapporte un autre fait du même genre. Un nommé Bartle, marchand de vins et surnommé le coupeur de filles d'Augsbourg, eut toujours une aversion pour la satisfaction de l'instinct sexuel par le coït, aversion qui allait jusqu'au dégoût du sexe féminin. Il lui vint souvent l'idée de faire des plaies aux filles et de se procurer par ce moyen une satisfaction sexuelle. Il y renonça cependant faute d'occasions et d'audace. Arrivé à l'âge de dix-neuf ans, il fit pour la première fois une blessure à une fille ; il eut alors une éjaculation et une satisfaction sexuelle intense. L'impulsion à répéter cet acte devint de plus en plus forte. Il ne choisissait que des filles jeunes et jolies et leur demandait auparavant si elles étaient mariées. L'éjaculation et la satisfaction sexuelle ne se produisaient que lorsqu'il s'apercevait qu'il avait réellement blessé la fille. Après l'attentat, il se sentait faible et fatigué, tourmenté par le remords.

Jusqu'à l'âge de trente-deux ans, il ne blessait les filles qu'en coupant la chair, mais il avait toujours soin de ne pas leur faire de blessures dangereuses. A partir de cette époque et jusqu'à l'âge de trente-six ans, il parvint à dompter son penchant. Ensuite il essaya de se procurer de la jouissance en serrant les filles, aux bras ou au cou, mais par ce procédé il n'arrivait qu'à l'érection, jamais à l'éjaculation. Alors

(1) *Buch der Verbrechen*, VII, p. 281.

il essaya de les frapper avec un couteau resté dans sa gaine, mais cela ne produisit pas non plus l'effet voulu. Enfin il donna un coup de couteau pour de bon et eut un plein succès, car il s'imaginait qu'une fille blessée de cette manière perdait plus de sang et ressentait plus de douleur que si on lui eût incisé la peau. A l'âge de trente-sept ans, il fut pris en flagrant délit et arrêté. Dans son logement, on trouva un grand nombre de poignards, de stylets et de couteaux. Il déclara que le seul aspect de ces armes, mais plus encore de les palper, lui procurait des sensations voluptueuses et une vive excitation. D'après ses propres aveux, il aurait blessé environ cinquante filles. Cet individu avait un extérieur plutôt agréable ; il vivait dans une situation bien rangée, mais il avait un caractère bizarre et fuyait la société.

Thoinot rapporte encore l'histoire d'un coupeur d'oreilles qui se signalait en outre par la particularité de ne choisir pour victimes que des petits garçons. En 1894, il avait entraîné au bois de Vincennes un jeune garçon sous un prétexte quelconque. Il l'incita à des manœuvres impudiques mutuelles et au milieu de la scène lui coupa le lobule des deux oreilles ; puis, après l'avoir pansé, il le ramena à Vincennes où il l'abandonna. Cet individu fut recherché sur la plainte des parents de l'enfant et retrouvé. L'enquête démontra qu'il n'en était pas à ses premiers essais sadiques et qu'il avait déjà subi plusieurs condamnations pour des faits de ce genre. Agé de cinquante ans, fort intelligent, il est original, bizarre, un peu détraqué. Partout où l'amenait sa profession errante, il recherchait les petits garçons de dix à quinze ans, jamais les filles, les séduisait et terminait les scènes impudiques par une manœuvre sadique uniforme et caractéristique : au début il leur coupait les lobules des oreilles, plus tard il les leur piquait.

Comme nous l'avons dit et comme on peut le voir par ces faits, les modes de satisfaction sexuelle du sadique varient à l'infini. Brierre de Boismont cite le cas d'un sadique qui forçait ses victimes à s'appliquer des sangsues aux organes génitaux avant d'avoir des rapports avec elles. D'autres sucent le sang des plaies qu'ils ont faites.

III. Les frappeurs de filles

Il existe toute une catégorie d'individus, et une catégorie assez nombreuse, chez qui les penchants sadiques se manifestent par les mauvais traitements infligés aux filles : coups, morsures, et principalement flagellation avec le martinet ou de préférence avec la main.

Ces individus sont connus dans les maisons de prostitution où ils arrivent à satisfaire leur passion en y mettant le prix.

Voici, à ce sujet, un fait communiqué par A. Moll et rapporté par Krafft-Ebing (1).

Il s'agit d'un jeune homme, âgé de vingt ans, d'aspect timide, presque farouche. Il avoue lui-même sa

(1) *Loc. cit.*, p. 103.

timidité, surtout en présence d'autres personnes, son manque de confiance en lui-même et d'aplomb. Dès son enfance il commença à se masturber en s'imaginant qu'il frappait les filles sur les fesses avec une verge. « Ce qui m'excitait surtout, raconte-t-il, c'est l'idée que la personne flagellée était une femme belle et hautaine, et que je lui infligeais la correction en présence d'autres personnes, surtout des femmes, pour qu'elle sentît la force de mon pouvoir sur elle. Je cherchai donc de bonne heure à lire des livres où il est question de corrections corporelles, entre autres un ouvrage où il était question des mauvais traitements infligés aux esclaves romains. »

A l'âge de dix-sept ans cet individu fit une première tentative de coït avec une femme. Il n'eût ni excitation ni érection et ne put accomplir le coït. Une seconde tentative n'eut pas plus de succès. Alors il se mit à frapper la femme ; il entra dans une excitation violente et, pendant que la femme criait et gémissait, l'éjaculation se produisit. Il faillit être poursuivi pour ce fait. Par la suite, pour arriver à l'érection, à l'orgasme et à l'éjaculation, il procédait de la façon suivante : il serrait de ses deux genoux la femme de manière à ce que son pénis la touchât, mais il ne faisait pas l'intromission, cela lui paraissant tout à fait superflu. En dehors des coups sur le dos et sur les fesses de la femme, les autres violences n'exerçaient aucun charme sur lui. Ligotter la femme, fouler son corps aux pieds, n'avaient pas d'attrait pour lui. Ce fait est d'autant plus à relever que les coups donnés à la femme ne procurent au sujet un plaisir sexuel que parce que ces coups sont humiliants et deshonorants pour la femme ; celle-ci doit sentir qu'elle est complètement en son pouvoir.

Il existe aussi une relation bien connue entre les corrections et le sens sexuel.

Krafft-Ebing rapporte le cas d'un adolescent qui aimait à prendre ses camarades sur ses genoux et à frapper sur leurs fesses à nu.

Sanitchenko (1) a publié des mémoires sur le lycée de Tchernigov où l'inspecteur Kitchenko était un grand amateur de verges. Tous les jours on exécutait une cinquantaine d'élèves ; leur cris et leurs pleurs remplissaient tout le bâtiment du lycée. Kitchenko assistait toujours à l'exécution qui était faite par son favori, le concierge Mina. « Les corrections infligées aux élèves, écrit Ibankov (2), étaient une vraie jouissance pour Kitchenko ; c'était son seul travail pédagogique. En dehors de correction, Kitchenko ne faisait absolument rien. Il fallait voir avec quelle expression de cannibale il parlait au nouvel élève qui venait d'entrer au lycée. Un jour entre dans la salle commune l'élève de deuxième classe Djoguine, âgé de 12 ans, bel enfant rose et potelé, sang et lait, bien nourri. Dès le troisième jour Kitchenko lui chercha chicane et lui infligea une telle correction que, lorsque le puni rentra dans sa salle, il était tout défait ; pendant quelques jours l'enfant pleura du matin jusqu'au soir, ne dormant pas de peur pendant la nuit. Si la maman savait,

(1) *Vieilleries de Kieff*, 1894.

(2) *L'opinion des médecins sur les corrections corporelles. Vratch*, 1897, n° 48, p. 1391.

elle en mourrait, disait-il aux autres élèves. Tout le monde prenait une part très vive au chagrin de l'enfant. Après cette histoire, Kitchenko s'attacha tellement à Djoguine qu'au moindre prétexte il battait l'enfant, si bien qu'au bout d'un an ce n'était plus qu'une ombre. Lorsqu'au mois de juin la mère de Djoguine arriva au lycée et vit, au parloir, son fils martyr, elle eut une syncope ; puis elle se mit à sangloter avec un tel désespoir que tous les élèves pleuraient. Ce fut une scène qui resta gravée dans le cœur de tous ceux qui y assistaient, pendant toute leur vie ; tous les enfants comprenaient et partageaient la terreur et le désespoir de la mère. Et cependant personne parmi les parents n'a porté plainte contre ce tyran qui reçut de l'avancement et fut nommé directeur du lycée de Jitom. Tout cela s'est passé dans le sixième décennaire de ce siècle. »

IV. Les souilleurs de filles.

Cette catégorie de sadistes est encore très nombreuse. Certains individus qui fréquentent les maisons de prostitution exigent des femmes des pratiques aussi humiliantes que dégoûtantes : lèchement des doigts de pied, introduction de la langue dans l'anus, etc.

Une belle jeune fille d'une vingtaine d'années que j'avais soignée depuis son enfance, vint un jour à ma consultation et me fit la confession suivante. Elle avait commis la faute de suivre un individu d'assez belle apparence et qui semblait l'aimer, lui promettant aisance et bonheur. Il pratiqua le coït normal seulement quelquefois avec elle, puis il exigea d'elle des caresses répugnantes : succion du pénis, lèchement de l'anus après la défécation. La malheureuse devait accomplir toutes ces pratiques à genoux et dire ensuite : merci, maître, merci, seigneur, c'est beaucoup d'honneur que vous me faites.

Une tenancière de maison m'a montré un jour un individu qui venait souvent chez elle et arrivait à la satisfaction de la façon suivante : il prenait une fille, la maltraitait, la flagellait, puis, arrivé au paroxysme de l'excitation, l'obligeait à se mettre à genoux et lui éjaculait sur la figure.

Un journaliste viennois assure que des hommes, en payant des prix exorbitants, décident des prostituées à se laisser cracher, uriner et même déféquer dans la bouche.

Arndt (1) cite le cas d'un étudiant en médecine de Greifswald qui poursuivait les jeunes filles dans la rue, sa verge à nu sous un pan de sa redingote, et les souillait d'urine.

Un vieillard, au rapport de Tarnowsky, se couche un soir avec une femme en toilette de soirée et fortement décolletée, sur un divan bas, dans une chambre très éclairée. Pendant son sommeil il lui défèque sur la poitrine et obtient ainsi une éjaculation.

Un homme avait une maîtresse, raconte le docteur Pascal (2). Ses rapports avec elle se bornaient aux

(1) *Vierteljahrschrift f. ger. Medicin*, XVII. 1.
(2) *Igiene dell'amore*.

actes suivants : elle devait se laisser noircir les mains avec du charbon ou de la suie de chandelle, ensuite elle devait se mettre devant une glace, de sorte qu'il pût voir dans la glace les mains salies. Durant sa conversation, souvent prolongée avec sa maîtresse, il portait sans cesse ses regards dans la glace sur l'image des mains salies, et puis il prenait congé d'elle l'air très satisfait.

Un officier n'était connu dans les lupanars que sous le sobriquet de « l'huile ». L'huile lui procurait des érections et des éjaculations à la condition d'en barbouiller une fille.

En somme, tous ces actes, puérils ou bizarres, cruels ou malpropres, répondent au besoin d'humilier la femme, de lui faire sentir la domination du mâle, ainsi que le prouve le dernier fait que voici.

Un jour, dans un jardin de restaurant public, un individu arriva accompagné d'une femme. Il exigea d'elle qu'elle s'agenouillât et qu'elle l'adorât les mains jointes. Ensuite il lui ordonna de lui lécher ses bottes. Enfin il lui demanda, en plein public, qu'elle lui léchât le derrière et ne céda que lorsque la femme eut juré d'accomplir l'acte demandé chez elle, dans l'intimité.

V. Le sadisme imaginaire

Chez certains individus, principalement chez les névropathes, le sadisme se manifeste simplement par des rêves, des paroles, des discours, des images. C'est la forme la moins dangereuse de cette perversion.

Voici, pour nous faire mieux comprendre, un premier fait emprunté à Krafft-Ebing (1).

Il s'agit d'un individu âgé de vingt-cinq ans, porteur de nombreux stigmates de dégénérescence physique et psychique. A dix-huit ans il éprouvait déjà une étrange volupté à voir couler le sang de ses doigts. Il se piquait ou se coupait souvent les doigts et en éprouvait un bonheur indicible. Alors il avait des érections lorsqu'il se blessait, de même lorsqu'il voyait couler le sang d'autrui, par exemple une bonne qui s'était blessée au doigt. Cela lui procurait des sensations d'une volupté particulière. Puis sa vie sexuelle s'éveilla de plus en plus et il se mit à se masturber sans qu'il y fût amené par personne.

Pendant l'acte de la masturbation, il lui revenait des images et des souvenirs de femmes baignées de sang. Alors il ne lui suffisait plus de voir couler son propre sang, il était avide de la vue du sang des jeunes filles, surtout de celles qui lui étaient sympathiques. Souvent, il pouvait à peine maintenir son envie de blesser deux de ses cousines et une femme de chambre. Les femmes qui ne lui étaient pas sympathiques, provoquaient chez lui ce même désir, si elles l'impressionnaient par une toilette particulière, par les bijoux, et les coraux dont elles étaient parées. Il put résister à ce penchant, mais son imagination fut toujours hantée par des idées sanguinaires qui entretenaient en lui des émotions voluptueuses. Il y avait une corrélation intime entre les deux sphères d'idées et de sentiments.

(1) *Loc. cit.*, p. 98.

Souvent d'autres fantaisies cruelles l'obsédaient. Ainsi, par exemple, il se représentait dans le rôle d'un tyran qui fait mitrailler le peuple. Par une obsession de son imagination, il se dépeignait les scènes qui se passeraient, si l'ennemi envahissait une ville, s'il violait, torturait, enlevait les vierges. Dans ses moments de calme, il éprouvait une véritable honte d'avoir de pareilles fantaisies. Aussi ce travail d'imagination cessait aussitôt qu'il s'était procuré une satisfaction sexuelle par la masturbation.

Peu d'années suffirent pour rendre cet individu neurasthénique. Alors le sang et les scènes sanguinaires évoqués par son imagination ne suffisaient plus pour arriver à l'éjaculation. Il essaya d'avoir des rapports sexuels avec des femmes. Mais le coït n'était possible, que quand il s'imaginait que la fille saignait des doigts. Il ne pouvait avoir d'érection, si cette image n'était pas présente dans son idée. Dans les moments d'excitation sexuelle, le seul aspect d'une main de femme sympathique était capable de lui donner les érections les plus violentes.

Cette influence de l'imagination sur la sphère sexuelle peut prendre, comme on voit, une importance considérable et provoquer les réactions les plus bizarres. Dans certains cas, il suffira d'un fait n'ayant en apparence aucun rapport avec la sexualité, mais coïncidant simplement avec un phénomène d'excitation sexuelle, pour que l'imagination s'en empare et en fasse par la suite la condition *sine qua non* de la satisfaction sexuelle et de la volupté.

Féré a observé dans cet ordre d'idées, un cas très curieux.

Un jeune homme de quinze ans se livrait un jour à des pratiques d'onanisme avec un garçon de son âge, sur un talus dominant la montée d'une route rude. Un chariot vint à passer, traîné péniblement par quatre chevaux. Le charretier criait, fouettait; les chevaux tiraient, écorchaient le sol. faisaient feu des quatre pieds. Ce spectacle exalta chez notre sujet l'excitation sexuelle déjà au paroxysme; elle arriva à son apogée. quand un cheval s'abattit tout à coup. Il n'avait jamais éprouvé une sensation génitale aussi intense; il en resta comme abasourdi et s'endormit presque aussitôt. Depuis lors la vue des chevaux tirant avec effort sur une montée détermine chez lui un état d'éréthisme génital très marqué. Il recherche ces spectacles qui provoquent une érection permanente. mais il n'arrive à l'orgasme que quand les étincelles jaillissent sous les pieds des chevaux ou qu'ils s'abattent.

VI. Les sadiques zoophiliques. Actes de cruauté commis sur des animaux.

Les souffrances de tout être sensible peuvent devenir pour des natures disposées au sadisme la source d'une jouissance sexuelle perverse. Il y a donc une sorte de sadisme zoophilique qui a pour objet des êtres quelconques. Du reste. nombre de sadiques, comme Verzeni et Vacher, ont débuté par le sadisme sur les animaux. Reculant devant un crime commis sur des êtres humains, ces individus ont recours à la torture des animaux ou au spectacle d'un animal mourant pour exciter ou augmenter leur volupté.

Dans certains cas l'acte sadique est comme un apéritif à l'acte sexuel ou bien un accessoire indispensable.

En voici quelques exemples curieux.

Hoffman (1) raconte qu'il y avait à Vienne un homme qui, avant de faire l'acte sexuel, avait l'habitude de s'exciter en tuant et en torturant des poulets, des pigeons et d'autres oiseaux. Cette habitude lui avait valu de la part des prostituées le sobriquet du « Monsieur aux poules, Hendlherr ».

Lombroso (2) assure qu'un célèbre poète était très excité sexuellement toutes les fois qu'il voyait dépecer un veau qu'on venait de tuer ou qu'il voyait de la viande saignante.

D'autres fois l'acte sadique supplée l'acte sexuel et le remplace.

Lombroso a observé deux individus qui, chaque fois qu'ils tuaient des poulets ou des pigeons, avaient une éjaculation.

Plusieurs voyageurs dignes de foi assurent que des Chinois pervertis sodomisent des cadavres et arrivent à l'orgasme sexuel en leur coupant le cou avec un sabre.

Mantegazza (3) rapporte qu'un homme qui avait vu

(1) *Cours de médecine légale.*
(2) *Uomo delinquente*, p. 201.
(3) *Fisiologia del piacere*, p. 394.

couper le cou à un coq, avait depuis ce moment la passion de fouiller dans les entrailles chaudes et sanglantes d'un coq tué, parce que, ce faisant, il éprouvait une sensation de volupté.

Krafft-Ebing (1) a observé un homme intelligent, ayant une haute situation, issu d'un alcoolique et d'une hystérique, qui, dès son enfance, aimait à voir torturer les animaux domestiques, particulièrement les cochons.

A cet aspect il avait des sensations de volupté bien prononcées et souvent une éjaculation.

Plus tard, il visitait les abattoirs pour se réjouir au spectacle du sang versé et des animaux se débattant dans l'agonie. Toutes les fois que l'occasion se présentait, il tuait lui-même un animal, ce qui lui causait toujours un sentiment qui suppléait au plaisir sexuel. A vingt-cinq ans il se maria, mais il ne put avoir avec sa femme que de rares rapports sexuels et en faisant de grands efforts d'imagination. En 1866, il prit part à la guerre austro-prussienne. Les lettres adressées du champ de bataille à sa femme étaient conçues en termes exaltés et enthousiastes. Il disparut après la bataille de Kœnigsgraetz.

Dans ce cas la faculté du coït normal avait été fortement diminuée par la prédominance des idées perverses. Dans le cas suivant rapporté par Pascal (2), il y a suppression complète de cette faculté.

Un individu se présentait chez des prostituées, leur

(1) *Loc. cit.*, p. 117.
(2) *Igiene dell'amore.*

faisait acheter des poules vivantes et des lapins, et exigeait qu'on torturât ces animaux en sa présence. Il tenait à ce qu'on leur arrachât les yeux et les entrailles. Quand il tombait sur une fille qui se laissait décider à ces actes et qui se signalait par une cruauté extraordinaire, il était enchanté, payait et s'en allait, sans lui demander autre chose, sans même la toucher.

Thoinot cite une observation plus curieuse encorc. Un individu se rend dans une maison de tolérance de Paris, et là demande une femme et un lapin. Il s'enferme avec la femme, lui fait tenir les pattes de l'animal, et, tirant un couteau de sa poche, lui dit ces paroles caractéristiques : « Je suis Jack l'éventreur ! » D'un coup de couteau il fend le ventre de l'animal, et, enfonçant ses doigts dans la poitrine ensanglantée, il éprouve la jouissance sexuelle complète.

Les faits les plus curieux et les plus précis de sadisme vrai sur les animaux ont été rapportés par Guilbeau (1). Lacassagne (2) en donne un résumé que nous allons reproduire en grande partie.

Le 4 février 1891, on remarque, dans une étable de Lanjuau, des caillots de sang à terre, derrière une vache. Deux jours après même constatation sur cinq autres vaches. Il y eut avortements, hémorrhagies abondantes, et on dut abattre quatre de ces animaux.

(1) *Blessures faites aux animaux domestiques par des personnes atteintes de psychopathie sexuelle. Journal de médecine vétérinaire et de zootechnie.* Janvier 1899.

(2) *Vacher et les crimes sadiques*, p. 280.

L'autopsie montra des blessures dans le vagin. On ne put savoir quel instrument avait été employé. La première vache avait reçu quinze coups très violents, les deux dernières n'eurent qu'une ou deux blessures moins graves. « Toutes les blessures avaient évidemment été faites dans un seul accès, et l'épuisement successif de la frénésie se décelait dans un horrible graphique, inscrit dans les chairs vivantes des pauvres animaux. »

A Abersteg, près de Saint-Stéphane, dans une vallée profonde des Alpes bernoises, dix vaches et dix chèvres périrent d'accidents insolites dans les premiers mois de 1896. L'autopsie montra que les animaux avaient succombé à des blessures faites à la vulve, au vagin, à l'abdomen: avec un bâton pointu.

L'auteur de ces méfaits était un jeune homme de dix-neuf ans, manifestement atteint d'infériorité mentale. Il avoua aux médecins-experts que les mauvais traitements infligés aux animaux lui avaient été agréables. Il se livrait aux actes sadiques sous l'influence de sensations singulières qui s'emparaient de lui ; il se rendait parfaitement compte de ce qu'il faisait et se sentait poussé par une forte impulsion intérieure.

Des faits analogues furent signalés en 1894 et 1895 à Wolfikon, Schwarzenbach et Rickenbach, localités situées sur les confins des cantons de Saint-Gall et de Thurgovie.

A Wolfikon, dans une étable de quinze bêtes, huit furent atteintes en même temps : quatre périrent et on dut abattre les quatre autres.

Plus tard deux bêtes périrent. puis une vache et deux chèvres. Le maître de ferme, découragé, vendit sa propriété. Son garçon d'étable alla en condition à Schwarzenbach où bientôt succombèrent de la même façon une génisse. une chèvre. quatre bœufs et une vache. Le même garçon quitta la ferme et alla à Rickenbach. Quatre vaches périrent. A l'autopsie on constata des blessures du vagin et du rectum. Cette fois le garçon d'étable fut arrêté et il finit par avouer qu'il introduisait dans l'anus et la vulve un bâton qu'il poussait et retirait avec violence jusqu'à ce que le sang eût coulé.

« Ce jeune homme avoua que, dans le cours des dernières années, il eut assez souvent pendant la mulsion, l'affouragement et le pansement du bétail, des érections accompagnées d'inquiétudes, d'excitations et d'hallucinations. Il introduisit d'abord la main dans les orifices postérieurs des animaux, puis des bâtons, obéissant en cela à la contrainte d'une puissante impulsion intérieure, à des époques où il était affecté d'insomnie, de transpiration abondante, d'émissions fréquentes d'urine et d'érections. Après l'accomplissement des actes de sadisme, il avait la conscience d'avoir mal agi, et il craignait d'être puni, mais ces sentiments de moralité, s'affirmant trop tard et restant trop faibles, étaient impuissants pour refréner la contrainte de son impérieux désir. Les médecins conclurent à l'irresponsabilité ; une punition ne fut point prononcée, mais la fortune du malfaiteur servit à dédommager, dans la mesure du possible, les pertes occasionnées par ses débordements. »

En 1897, toujours à Rickenbach et toujours dans la même étable, on dut abattre un bœuf pour hémorrhagies rectales graves. Le coupable cette fois était un jeune vacher de dix-huit ans, d'une mentalité bien supérieure à celle de son prédécesseur. Il avait été poussé à cette action parce que son maître lui avait raconté les événements de 1895 et que l'on employait encore dans l'étable le bâton qui avait servi aux méfaits. Le désir de procéder ainsi avait grandi de jour en jour, puis était devenu irrésistible.

Enfin, à Mesnil-aux-Cerfs, presque toutes les vaches et le jeune bétail furent atteints de vaginite. Le garçon d'étable fut pris en flagrant délit. C'était un employé modèle, diligent, tranquille, consciencieux, et qui paraissait être au-dessus de tout soupçon. Son procédé consistait à introduire un manche de fourche dans le vagin et à lui imprimer ensuite un mouvement rapide de villebrequin.

VII. Le sadisme chirurgical.

Un soir on causait esthétique dans un salon parisien. L'un vantait les beautés de l'art, l'autre les splendeurs de la nature. Un chirurgien illustre qui se trouvait là dit tout à coup : « Ce qu'il y a de plus beau au monde, c'est un ventre de femme ouvert avec des pinces dedans ».

Dieu sait combien ce chirurgien en a ouvert de ventres de femmes ! Et il n'est pas le seul. On ne saurait croire pour quels motifs futiles on ouvre de nos jours un ventre de femme. On a châtré des milliers de femmes à Paris depuis moins de vingt ans. J'ai toujours pensé pour expliquer ces opérations quelquefois nuisibles, souvent inutiles, qu'il y avait parmi ces opérateurs de véritables sadiques, qui, comme leur maître, aujourd'hui décédé, trouvaient dans un ventre de femme ouvert et ensanglanté la suprême beauté et peut-être aussi la suprême volupté.

CHAPITRE IV

LE SADISME FÉMININ

Un des éléments constitutifs du sadisme est précisément la subjugation de l'autre sexe ; ce n'est en réalité qu'une accentuation pathologique de la virilité du caractère sexuel. C'est là ce qui explique la rareté du sadisme chez la femme.

Pourtant le sadisme a été observé chez la femme.

L'antiquité elle-même admettait l'existence des Lamies, des femmes qui suçaient le sang, et la légende des vampires est encore très répandue dans la presqu'île Balkanique.

On rencontre dans l'histoire des exemples de femmes sadiques, comme Messaline Valérie, par exemple. Catherine de Médicis, l'instigatrice de la Saint-Barthélemy, éprouvait le plus grand plaisir à faire fouetter en sa présence les dames de sa cour. Catherine de Russie raffolait de la fessée, d'après Cooper (1). Elle ne dédaignait pas de se servir personnellement de la verge ; elle fouettait elle-même ses filles de chambre, ses habilleuses, ses cuisinières, ses pages, ses valets de pied, lorsqu'elle était ennuyée, et « trouvait à cet

(1) *Histoire de la verge*, p. 257.

exercice un grand confort et une amusante distraction. Pour recevoir la fessée, les filles étaient hissées sur le dos des laquais, et les laquais à leur tour sur le dos des filles ».

Certaines femmes ne se contentent pas, en effet, de provoquer des douleurs morales, des humiliations. Brantôme cite le cas d'une « belle, noble et honeste dame qui ne se laissait pas soumettre et n'endurait pas le rôle de succube ».

Il n'est pas très rare de rencontrer des femmes qui mordent pendant le coït, comme l'Andalouse de Musset :

> Qu'elle est superbe en son désordre,
> Quand elle tombe, les seins nus,
> Qu'on la voit béante se tordre
> Dans un baiser de rage et mordre
> En hurlant des mots inconnus.

Blumrœder assure avoir vu un homme la poitrine couverte de morsures que sa femme lui avait faites au paroxysme de l'exaltation amoureuse.

Krafft-Ebing (1) a vu également un homme qui présentait de nombreuses cicatrices de blessures sur les bras. Il avoua que chaque fois qu'il voulait s'approcher de sa jeune femme, il était obligé d'abord de se couper au bras. Elle suçait le sang de la blessure, ce qui produisait chez elle une vive excitation sensuelle.

A. Moll a observé une femme pour qui le coït n'avait aucun attrait. Elle n'éprouvait de sensation

(1) *Loc. cit.*, p. 119.

voluptueuse que lorsque son mari se laissait mordre jusqu'au sang.

Enfin, Peskov (1) a soigné un homme à qui sa femme avait enfoncé une épingle sous la peau. Cette femme avait trente-deux ans ; elle était grande et bien constituée. Au moment des périodes menstruelles, elle était très excitée et exigeait de son mari des rapports fréquents. Un jour, elle saisit une épingle sur la table de nuit et piqua son mari pour jouir de la vue des gouttes de sang. La vue de ce sang la mit dans une agitation extrême.

Heinrich von Kleist a donné dans sa *Penthésilée* le portrait d'une sadique. Elle poursuit Achille de son rut et s'en empare par la ruse. Elle est prise alors d'une rage de volupté et d'assassinat et le déchire en morceaux. « En lui arrachant son armure, elle enfonce ses dents dans la poitrine blanche du héros, ainsi que ses chiens, qui veulent surpasser leur maîtresse. Les dents d'Oxus et de Sphinx pénétrèrent à droite et à gauche. Quand je suis arrivé, elle avait la bouche et les mains ruisselantes de sang. » Puis, quand Penthésilée est dégrisée, elle s'écrie : « Est-ce que je l'ai baisé mort ? Non, je ne l'ai pas baisé ! L'ai-je mis en morceaux ? Alors c'est un leurre. Baisers et morsures sont la même chose et celui qui aime de tout son cœur peut les confondre. »

(1) *Vratch*, 21 février 1898.

CHAPITRE V

LE NÉCROSADISME

I. Nécrophilie.

Nécrophilie et nécrosadisme ne sont, à notre avis, que des formes du sadisme.

Le nécrophile n'éprouve d'excitation sexuelle qu'en présence des cadavres et le viol des mortes désensevelies est pour lui le seul mode de satisfaction.

Il y a une vingtaine d'années une jeune fille de dix-huit ans, appelée Fernande M..., mourait subitement. Deux jours après on trouvait son cadavre violé dans le cimetière de Saint-Ouen. L'auteur de cet attentat resta d'abord introuvable. Puis il renouvela ses pratiques criminelles sur deux fillettes et cette fois il fut pris. C'était un dégénéré, de mentalité très inférieure : il déclara lui-même que les cadavres de femmes ou de filles avaient seuls pour lui un attrait sexuel ; les femmes vivantes le laissaient indifférent.

Des faits de nécrophilie ont été constatés assez fréquemment. Dans l'antiquité même ces faits étaient connus et les anciens Egyptiens prenaient les plus grandes précautions pour que les laveurs de cadavres n'abusent pas des cadavres des femmes encore jeunes ou encore belles qui leur étaient confiés.

« Les épouses des notables d'Egypte, raconte Hérodote (1), ne sont pas livrées aux embaumeurs immédiatement après leur mort, surtout quand elles ont un renom de beauté. On attend trois ou quatre jours. Les Egyptiens font cela pour que les embaumeurs ne profanent point le corps de ces femmes. On dit que cette prohibition provient de ce qu'un embaumeur souilla le cadavre d'une femme récemment morte et qu'il fut dénoncé par son compagnon de travail. »

« En 1787, raconte Michéa (2), près de Dijon, à Citeaux, un mien aïeul, qui était médecin de cette célèbre abbaye, sortait un jour du couvent pour aller voir, dans une cabane située au milieu des bois, la femme d'un bûcheron que, la veille, il avait trouvée mourante. Le mari, occupé à de rudes travaux, loin de sa cabane, se trouvait forcé d'abandonner sa femme qui n'avait ni enfants, ni parents, ni voisins autour d'elle. En ouvrant la porte du logis, mon grand-père fut frappé d'un spectacle monstrueux. Un moine quêteur accomplissait l'acte du coït sur le corps de la femme qui n'était plus qu'un cadavre. »

Legrand du Saulle (3) assure également que, peu d'années avant la révolution de 1789, un prêtre fut

(1) *Histoires* L. II, chap. LXXXIX.
(2) *Union médicale*, 17 juillet 1849.
(3) *La folie devant les tribunaux*.

convaincu d'avoir assouvi sa passion brutale sur le cadavre encore chaud d'une femme auprès de laquelle il avait été placé pour réciter des prières.

De nos jours des garçons d'amphithéâtre ont souillé des cadavres dans les morgues des hôpitaux.

Le docteur Tibérius raconte qu'un étudiant en médecine, à Athènes, s'introduisit de nuit, il y a sept à huit ans, dans un amphithéâtre où reposait le corps d'une actrice fort belle qui venait de mourir. Il assouvit ses désirs sur le cadavre de cette femme, pour laquelle il avait conçu, paraît-il, un amour insensé.

A propos de ce fait, Epaulard fait remarquer qu'on pourrait découvrir en Orient bien des faits de nécrophilie. Il existe, en effet, une particularité du rite orthodoxe qui permet certains actes tout à fait voisins de la nécrophilie. Dans les funérailles, le mort est laissé à découvert. On l'orne de ses plus beaux habits. Qu'il s'agisse d'une jeune fille non mariée, on lui fait revêtir une robe d'épouse; qu'il s'agisse d'une veuve, on lui met un costume de deuil. Le cortège passe à travers les rues et la foule peut voir le mort.

A l'issue de la cérémonie religieuse, les parents et les amis du défunt sont invités au dernier baiser. Aux obsèques des jeunes femmes, il n'est point rare que des personnes étrangères se mêlent au groupe des parents et des amis. Ainsi des amants évincés donnent par ce subterfuge un baiser à celle qu'ils aimèrent. Parmi ces embrasseurs de mortes, il doit se trouver non seulement des amants malheureux, mais de véritables nécrophiles.

En Turquie, dans les endroits où les cimetières sont

mal gardés, on a vu souvent, paraît-il, d'abjects individus, la lie du peuple, contenter sur des cadavres qu'ils exhumaient leurs désirs sexuels.

Brierre de Boismont (1) raconte l'histoire d'un nécrophile qui, après avoir corrompu les gardiens, s'était introduit dans la chambre mortuaire où gisait le cadavre d'une fille de seize ans, enfant d'une famille très distinguée. Pendant la nuit, on entendit dans la chambre mortuaire un bruit comme si un meuble eut été renversé. La mère de la jeune fille décédée pénétra dans la chambre et aperçut un homme en chemise qui venait de sauter du lit de la morte. On le prit d'abord pour un voleur, mais bientôt on s'aperçut de quoi il s'agissait. On apprit alors que ce nécrophile, fils d'une grande famille, avait souvent déjà violé des cadavres de jeunes femmes. Il fut condamné aux travaux forcés à perpétuité.

Il semble dans ces cas que ce soit l'inertie du cadavre qui en fasse le charme. Cette absence totale de volonté et de résistance satisfait le besoin morbide du nécrophile de subjuguer d'une manière absolue et sans aucune possibilité de résistance l'objet désiré.

Voici un fait déja souvent cité et qui vient à l'appui de cette théorie.

Un prélat venait de temps en temps dans une maison de prostitution de Paris. Une prostituée, vêtue d'un suaire comme un cadavre, l'attendait couchée sur une civière, avec des cierges allumés à ses côtés. A l'heure fixée, il arrivait revêtu de ses ornements sacerdotaux,

(1) *Gazette médicale*, 2 juillet 1859.

entrait dans la chambre transformée en chapelle ardente, faisait comme s'il disait une messe, se jetait alors sur la fille qui ne devait prononcer aucune parole, faire aucun mouvement. Il se retirait ensuite précipitamment, après avoir éteint les cierges.

Le nécrophile le mieux étudié est Ardisson, dont l'observation a été rapportée récemment en détail et avec le plus grand souci de la vérité scientifique par A. Epaulard (1). Nous allons résumer ici cette curieuse observation, la plus intéressante sans contredit qu'on puisse rencontrer dans la littérature médicale.

Victor Ardisson, surnommé le vampire du Muy, est fils d'une femme violente et débauchée et d'un père inconnu, car cette femme était enceinte quand elle se maria avec Honoré Ardisson qui reconnut l'enfant. Victor Ardisson vécut sous la tutelle de son père putatif que sa mère avait abandonné. Dans son enfance il alla un peu à l'école et apprit à lire et à écrire, mais ses camarades le tenaient à l'écart, le considérant comme simple d'esprit et sournois. Quand arriva la puberté, il commença à se masturber. Mais la masturbation a toujours revêtu chez lui un caractère particulier : il boit son sperme. Quand on lui demande la raison de cet acte immonde, il répond simplement : « C'est dommage de laisser perdre cela ».

Au Muy, il suivait les filles quand elles allaient uriner, se précipitait à genoux sur la place qu'elles venaient de quitter et léchait leur urine en se mastur-

(1) *Vampirisme, nécrophilie, nécrosadisme, nécrophagie*. Thèse de Lyon, 1902.

bant. Il ne se cachait pas. « A quoi bon, disait-il, je ne faisais pas de mal. »

Dans le village il était connu comme un dépravé. Aussi le dimanche gagnait-il quelque argent au métier de « fellator », moyennant cinq à dix sous par séance.

Il connut le coït normal grâce aux mendiantes qu'amenait à la maison son père putatif. Ils couchaient tous les trois au premier étage sur le même tas de paille, la femme entre les deux hommes. Le père parti, Victor forniquait, si la femme toutefois y consentait. Il pratiquait sur ces femmes la succion mammaire et la succion clitoridienne, comme il devait plus tard le faire sur les mortes. Du reste, il avait une sorte de fétichisme des seins. Quand il fut soldat en Corse, il eut une maîtresse qui s'appelait Marie et qui avait une opulente poitrine. Epaulard fait remarquer l'importance de ce dernier détail, car toutes les fois qu'Ardisson eut en sa possession une femme vivante ou morte, il pratiqua d'abord la succion des seins. Le premier fait de vampirisme qu'il ait commis a été accompli dans le but de voir la gorge d'une jeune fille qu'il connaissait comme bien douée de ce côté.

Pour accomplir ses crimes de nécrophilie, Ardisson s'introduisait dans le cimetière soit par la porte dont il avait la clef comme fossoyeur, soit, plus tard, en franchissant le mur d'accès facile. Il allait alors vers la tombe d'une femme qu'il avait vu enterrer peu de temps auparavant. L'âge lui importait peu. On a trouvé parmi ses victimes des enfants de trois ans et des femmes de soixante ans. Il ouvrait la fosse avec une pelle, quelquefois avec les mains, descendait dans la fosse, enlevait le couvercle de la bière, défaisait le suaire, asseyait la morte sur le bord du cercueil, et après les manœuvres de succion des seins et du clitoris, il violait le cadavre. Il remettait ensuite les choses en place, fermait la fosse et ne revenait plus à la tombe ainsi souillée. Il aurait bien voulu emporter ces cadavres chez lui, en jouir longtemps et à son aise, mais il n'était pas assez fort. Pourtant il essaya d'emporter le cadavre d'une enfant âgée de treize ans et fort jolie qu'il venait de souiller. Le fardeau était trop lourd. Il détacha la tête avec un couteau de poche et, sans même l'envelopper, l'emporta sous son bras. Cette tête séparée du tronc subit une sorte de momification. Il la conserva longtemps et la couvrait de baisers en l'appelant sa fiancée.

Quelques mois plus tard Ardisson déterra le cadavre d'une enfant de trois ans et demi qui était également fort jolie. « Si vous l'aviez vue ! » dit-il en en parlant. Comme elle était transportable, il la mit dans un sac et s'en fut la déposer dans le grenier de sa maison. Il coucha le cadavre dans la paille et la nuit il allait la retrouver à l'insu de son père ou bien lorsque celui-ci. qui s'absentait de très bonne heure, était parti. Pendant plus d'une semaine il assouvit ses désirs sur ce cadavre ; la putréfaction devenait si avancée que le rectum et le vagin ne formèrent bientôt plus qu'un cloaque. Au bout de huit jours les émanations pestilentielles qui provenaient de ce corps furent telles qu'il n'osa plus y toucher. On assure qu'il essaya de séparer la tête pour la conserver un peu plus longtemps, et qu'il attendait la mort et l'ensevelissement d'une autre fille pour remplacer celle-ci.

Sur ces entrefaites, son père, Honoré Ardisson, montant au grenier pour y chercher quelque chose, découvrit ces lugubres restes. Jusqu'alors il ne s'était aperçu d'absolument rien. Ses voisins s'étaient plaints à lui des odeurs épouvantables qui sortaient de chez lui; il avait simplement répondu que les ordures déposées au grenier par son fils devaient en être la cause. Lorsqu'il aperçut la forme blanche du cadavre couché sur la paille dans sa robe d'enfant, il se crut en présence de quelque bête, s'arma d'une pelle avec laquelle il frappa le cadavre. Il s'aperçut bientôt de son erreur, descendit à la hâte et alla prévenir la gendarmerie. Ardisson, arrêté, fit des aveux complets, sans cynisme, mais avec la plus complète indifférence.

« Ardisson, conclut Epaulard, est un débile mental inconscient des actes qu'il accomplit. Il a violé des cadavres parce que, fossoyeur, il lui était facile de se procurer des apparences de femme sous forme de cadavres auxquels il prêtait une sorte d'existence. »

Alexandre Siméon, observé par Bédor (1), à Troyes, était également un débile, « une sorte d'imbécile auquel on ne put jamais apprendre à lire », atteint de maladie ou perversion du goût, mangeant du charbon, de la craie, de la terre, etc. Il était d'une gloutonnerie insatiable et d'une salacité révoltante. Interné à l'hospice de Troyes, « un attrait particulier l'attirait alors puissamment vers les plus sales garnitures des lits, vers le

(1) *Bulletin de l'Académie de médecine*, 1857.

linge de corps imbibé de la dernière sueur, et surtout vers les draps dans lesquels une femme venait de mourir. Il se tenait aux aguets pour s'en emparer, ne fût-ce qu'un instant. Pour peu que les contaminations récentes, stercorales, menstruelles ou leucorrhéiques, ou d'une nature analogue, imprégnassent fortement les tissus qu'il saisissait d'une main furtive, on le voyait, lorsqu'on ne l'en empêchait pas aussitôt, se délecter à en respirer l'odeur, vouloir s'envelopper dans les replis de ces draps contaminés ».

De plus, Siméon, trompant la surveillance, s'introduisait dans la salle des morts quand il savait que le corps d'une femme venait d'y être déposé. Là, il se livrait aux plus indignes profanations.

Certains nécrophiles ne reculent pas devant le meurtre pour obtenir un cadavre.

Meynert (1) rapporte un fait bien curieux de ce genre de perversion.

X..., dans sa jeunesse, fut garçon d'amphithéâtre ; à la première apparition de l'instinct sexuel, la vue de cadavres féminins nus, couchés sur la table de dissection, était ce qui l'avait le plus frappé ; il se développa en quelque sorte dans sa pensée la facile coordination de l'appétit génésique avec les cadavres de femmes. Toutes les fois ensuite qu'il surgissait en lui un désir sexuel, il apparaissait à son imagination un cadavre de femme, d'où il lui devint impossible de séparer une chose de l'autre.

C'était un individu corrompu, et quand il voulait

(1) *Klinische Vorlesungen über Psychiatrie*, 1890.

jouir d'une femme, il devait souvent employer la violence ; mais souvent même les simples violences ne le satisfaisaient pas ; alors il tuait la malheureuse, pratiquait ensuite le coït avec le cadavre et trouvait à cela un complet apaisement de son ardeur féroce.

Le meurtrier, dans ce cas, avait évidemment pour but de se procurer un cadavre.

II. Nécrosadisme.

La nécrosadique, suivant l'heureuse expression proposée par Epaulard, trouve l'excitation sexuelle dans la mutilation du cadavre. Comme certains sadiques, il est poussé par l'instinct de destruction.

Un des nécrosadiques les mieux étudiés est le fameux sergent Bertrand, dont l'observation a été rapportée par Michéa (1), Lunier (2) et Morel (3).

Dans sa jeunesse, Bertrand était irascible et impressionnable à l'excès, adonné à la masturbation dès l'âge le plus tendre. Vers huit ou neuf ans il commença à songer aux femmes, et, dès ce moment, on remarqua sa bizarrerie. Il allait se promener dans les parties les plus profondes d'un bois, où il restait des journées entières en proie à la plus profonde tristesse, et cela par accès, une ou deux fois par semaine.

« A treize ou quatorze ans, dit-il, je ne connus plus de bornes, je me masturbai jusqu'à sept à huit fois par

(1) *Union médicale*, 1849.
(2) *Annales médico-psychologiques*, 1849.
(3) *Gazette hebdomadaire*, 1857.

jour ; la vue seule d'un vêtement de femme m'excitait. En me masturbant, je me transportais en imagination dans une chambre où des femmes se trouvaient à ma disposition ; là, après avoir assouvi ma passion sur elles et m'être amusé à les tourmenter de toutes les manières, je me les figurais mortes et j'exerçais sur leurs cadavres toutes sortes de profanations. D'autres fois, le désir me venait aussi de mutiler des cadavres d'hommes, mais très rarement ; j'éprouvais de la répugnance.

« Me voyant dans l'impossibilité d'avoir des corps humains, je cherchai des corps morts d'animaux que je mutilai comme plus tard ceux de femmes et d'hommes. Je leur fendais le ventre et, après en avoir arraché les entrailles, je me masturbais en les contemplant, après quoi je me retirais, honteux de mon action, et me promettant bien de ne plus recommencer ; mais la passion était plus forte que ma volonté. J'éprouvais dans ces circonstances un plaisir extrême, une jouissance que je ne puis définir. Il m'est arrivé de mutiler depuis le cheval jusqu'aux plus petits animaux, tels que les chats, les petits chiens, etc. »

Bertrand fit ses études au séminaire de Langres, puis il entra dans l'armée et fut incorporé au 74e de ligne. Arrivé au camp de la Villette, il allait retirer du canal Saint-Denis les animaux noyés et les mutilait. Puis il ne se contenta plus d'animaux morts, il lui en fallait des vivants. Au camp de la Villette, comme dans toutes les casernes, il y avait beaucoup de chiens qui, n'appartenant à personne, suivaient tous les militaires indistinctement. Il attira plusieurs fois de ces chiens à la campagne, et, après les avoir tués, se délecta à leur arracher les entrailles.

C'est en 1846 que germa en son cerveau l'idée de déterrer des cadavres. Cela pouvait s'exécuter avec facilité à la fosse commune du cimetière de l'Est; pourtant la crainte le retint encore et son idée ne fut pas mise à exécution. Ce ne fut qu'au commencement de 1847, à la petite ville de Bléré. près de Tours, qu'il commit sa première violation de sépulture, qu'il raconte ainsi :

« Il était midi; étant allé me promener dans la campagne avec un de mes amis, la curiosité me fit entrer dans le cimetière qui se trouvait près de la route ; une personne avait été enterrée la veille ; les fossoyeurs, d'après ce qui m'a été dit le lendemain, ayant été surpris par la pluie, n'avaient pu achever de remplir la fosse et avaient de plus laissé leurs outils à côté. A cette vue, les plus noires idées me vinrent, j'eus un violent mal de tête, mon cœur battit avec force, je ne me possédais plus. Je prétextai un motif pour rentrer de suite en ville ; m'étant débarrassé de mon camarade, je retournai au cimetière et, sans faire attention aux ouvriers qui travaillaient dans les vignes qui touchaient le cimetière, je saisis une pelle et je me mis à creuser la fosse avec une activité dont j'aurais été incapable à un autre moment. Déjà j'avais retiré le corps mort ; ne me trouvant muni d'aucun instrument tranchant pour le mutiler, je commençais à le frapper avec la pelle que je tenais à la main, avec une rage que je ne puis encore m'expliquer, quand un ouvrier qui travaillait tout près, attiré par le bruit que je faisais, se présenta à la porte du cimetière. L'ayant aperçu, je me couchai dans la fosse à côté du mort et j'y restai quelques instants. L'ouvrier étant allé prévenir les autorités de la ville, je profitai de cet instant pour recouvrir le corps de terre et sortir du cimetière en escaladant le mur.

« J'étais tout tremblant. Une sueur froide me couvrait le corps. Je me retirai dans un petit bois voisin où, malgré une pluie froide qui tombait depuis quelques heures, je me couchai au milieu des arbrisseaux. Je restai dans cette position de midi jusqu'à trois heures du soir dans un état d'insensibilité complète. Quand je sortis de cet assoupissement, j'avais les membres brisés et la tête très faible. La même chose m'arriva dans la suite après chaque accès de folie.

« Deux jours après, je suis retourné au cimetière de Bléré, non plus à midi, mais au milieu de la nuit, par un temps pluvieux. Cette fois, n'ayant pas trouvé d'outils, je creusai entièrement la même fosse avec mes mains ; elles étaient en sang, mais rien ne pouvait m'arrêter, je ne sentais pas la douleur : n'ayant pu découvrir que la partie inférieure du corps, je la mis en pièces, je remplis ensuite la fosse de la même manière qu'elle avait été creusée. »

Revenu à Tours au bout de quelques jours, Bertrand ne tarda pas à éprouver de nouveau le besoin de déterrer des morts. Il se rendit au cimetière de la ville un soir ; mais, convaincu de l'impossibilité d'exécuter sa résolution, il y renonça.

Les premiers dépeçages qu'accomplit le sergent Bertrand remontent au mois de juin 1848, au cimetière du

Père-Lachaise. « M'étant approché de la fosse commune, raconte-t-il lui-même, je me mis à déterrer un cadavre. Ce corps était celui d'une femme de 40 ans assez bien conservée ; je lui ouvris le ventre, j'en arrachai les entrailles, je les coupai en mille morceaux avec rage, mais je ne commis sur cette femme aucun acte impudique... Pendant une quinzaine de jours j'allai à ce cimetière presque tous les soirs. Dans cet espace de temps je déterrai trois ou quatre femmes que je traitai comme la première, sans attentat à la pudeur. Après avoir arraché les entrailles aux différents cadavres dont je viens de parler et les avoir mutilés, je me retirai après m'être masturbé deux ou trois fois, agenouillé auprès du cadavre. Je me masturbais d'une main tandis que de l'autre je serrais convulsivement une partie quelconque du cadavre, mais plus particulièrement les entrailles. »

Pendant une quinzaine de jours, il alla à ce cimetière presque tous les soirs. Il déterra trois ou quatre femmes qu'il traita comme les précédentes, sans attenter à la pudeur.

Ayant été surpris par deux gardiens du cimetière qui furent sur le point de faire feu sur lui, il fut assez heureux pour se tirer d'affaire en leur disant qu'étant ivre il s'était endormi dans le cimetière. Comme il avait eu soin de recouvrir les cadavres mutilés, ils ne se doutèrent de rien et le laissèrent sortir. Mais le danger qu'il venait de courir l'empêcha de retourner au Père-Lachaise. Envoyé à Soissons, où se trouvait le dépôt de son régiment, il éprouva de telles difficultés à entrer dans le cimetière qu'il ne put se livrer à sa funèbre passion.

A Douai, où il vint ensuite, il éprouva à nouveau le besoin de mutiler des corps morts.

« Un soir, vers le 10 mars, dit-il, j'allai au cimetière ; il était neuf heures, et, après la retraite qui se battait à huit heures, les militaires ne sortaient plus de la ville ; pour exécuter mon dessein, je me trouvais donc dans la nécessité d'escalader le mur d'enceinte et de sauter un fossé de quatre mètres environ sur deux de profondeur. Ces difficultés ne furent pas capables de m'arrêter. Après avoir escaladé le mur dans un endroit où il tombait en ruines. je reconnus l'impossibilité de sauter le fossé ; je le traversai à la nage après avoir jeté mes habits de l'autre côté. Le froid était très vif ; il y avait même de la glace. A peine entré dans le cimetière, je me mis à déterrer une jeune fille qui pouvait avoir de quinze à dix-sept ans.

« Ce corps est le premier sur lequel je me livrai à des excès impudiques. Je ne puis définir ce que j'éprouvai dans ce moment ; tout ce que l'on éprouve avec une femme vivante n'est rien en comparaison. J'embrassai cette femme sur toutes les parties du corps, je la serrai contre moi à la couper en deux ; en un mot, je lui prodiguai toutes les caresses qu'un amant passionné peut faire à l'objet de ses amours. Après avoir joué avec ce corps inanimé pendant un quart d'heure, je me mis à le mutiler. à lui arracher les entrailles comme à toutes les autres victimes de ma fureur. Je remis ensuite le corps dans la fosse et, après l'avoir recouvert de terre.je rentrai à la caserne par les moyens employés pour aller au cimetière. »

A Lille, Bertrand exhuma quatre corps de femmes qu'il souilla et mutila. A Doullens, il s'introduisit dans le cimetière, mais il ne put venir à bout de creuser une fosse, tant la terre était dure. Revenu à Paris, sa passion le reprit avec plus de violence que jamais. « Pendant la nuit, dit-il, les sentinelles étaient très rapprochées et avaient une consigne sévère ; mais rien ne pouvait m'arrêter, je sortais du camp presque toutes les nuits pour aller au cimetière du Montparnasse, où je me livrai à de si grands excès. »

Ce fut à cette époque que l'on s'aperçut des profanations commises par Bertrand.

Au mois de juillet 1848, le commissaire de police du Luxembourg dressa un procès-verbal duquel il ressort que, dans le cimetière du sud, dans la tranchée formée par la fosse commune, une fouille avait été pratiquée par une main habile, pour exhumer une bière que l'on avait emportée à quelques mètres de la fosse. Les deux planches étaient brisées et le cadavre était à quelques pas. C'était celui d'une jeune fille enterrée depuis trois jours. Le cadavre était dans un état de putréfaction avancée ; il était vêtu d'une chemise, de bas, et enveloppé d'un linceul avec un chapelet passé au bras droit. Il reposait sur le feuillage.

Le profanateur avait ouvert l'abdomen par une légère incision longitudinale, laissant voir une partie des intestins. A côté, et à quelque distance, était un autre cercueil. C'était celui d'une femme de trente-six ans,inhumée depuis dix-huit jours et morte de suites de couches. Le cadavre portait la même incision. La fosse, du reste, avait été fouillée en plusieurs endroits; deux cercueils avaient été soulevés, mais les cadavres n'avaient pas été déplacés.

Le 26 août on découvrit, au cimetière d'Issy, que le corps d'une enfant âgée de huit ans, enterrée de la veille, avait été déterré pendant la nuit : la bière était brisée, le cadavre retiré aux trois quarts du cercueil, dépouillé de ses vêtements. L'abdomen et l'estomac étaient entièrement fendus, une partie des intestins était sortie du corps.

Les recherches faites à ce moment n'aboutirent à aucun résultat.

Bertrand cependant continuait la série de ses méfaits. Il pénétra une fois dans le cimetière de Montparnasse et fut assez heureux pour échapper à un gardien qui se promenait armé d'un pistolet. L'entrée du cimetière par-dessus une clôture en planches était fort difficile.

Bertrand revint dès lors assouvir sa rage dans le cimetière des suicidés et des hôpitaux voisin du précédent.

« Les premières mutilations dans cet endroit, dit-il, eurent lieu sur des cadavres d'hommes. Je ne pouvais me résoudre à mutiler un homme. Si cela m'est arrivé quelquefois, c'est la rage de ne pas trouver de femmes qui me le faisait faire; alors je me contentais de donner un coup de sabre sur une partie quelconque du corps. Il va sans dire que je n'éprouvais pas le besoin de me masturber, c'était tout le contraire, j'éprouvais une grande répulsion. Il m'est arrivé de déterrer douze ou quinze corps pour trouver un cadavre de femme. »

Du 30 juillet au 6 novembre 1848, Bertrand déterra un grand nombre de cadavres. Sur des femmes âgées de 60 à 70 ans, il se livrait à un nouveau genre de mutilation. Cela se passait au cimetière Montparnasse. « Après avoir assouvi ma passion brutale, dit-il encore, leur avoir ouvert le ventre et en avoir retiré les entrailles, je leur fendis la bouche, je leur coupai les membres, je leur lacérai le corps dans tous les sens, ce qui ne m'était pas encore arrivé. Ma fureur ne fut pas satisfaite après ces actes horribles ; je saisis les membres coupés, je me mis à les tordre, à jouer avec comme un chat avec sa proie : j'aurais voulu pouvoir les anéantir ; jamais je ne m'étais vu dans un pareil état ; je terminai comme d'habitude par la masturbation. »

Le 6 novembre à dix heures du soir, Bertrand était sur le point de sauter dans le cimetière. Un coup de feu lui fut tiré à bout portant, mais ne l'atteignit point. « Ce fait ne me découragea pas, dit-il, je me retirai et me couchai à quelques pas du cimetière sur la terre humide, par un froid rigoureux ; je restai dans cette position environ deux heures, après quoi, je rentrai au cimetière où je déterrai une jeune femme noyée, âgée de vingt-cinq à vingt-six ans, très bien conservée. Je traitai cette femme comme les autres victimes de ma folie, je me retirai après lui avoir arraché les entrailles, coupé les parties génitales et fendu la cuisse gauche jusqu'au milieu. La jouissance que j'éprouvai avec cette femme fut plus grande encore que les autres fois.

Cependant, je commençais à me fatiguer de toutes ces violations de sépulture, ma maladie n'était plus si violente, et je suis porté à croire qu'elle touchait à son terme. »

Pourtant, quelques jours après, Bertrand revint au cimetière Montparnasse. Il déterra une femme âgée d'environ soixante ans et un enfant âgé de trois ans au plus. Après avoir transporté ces deux cadavres sur une tombe assez éloignée de la fosse commune, il profana et mutila celui de la femme sans toucher à celui de l'enfant.

« A dater de cette dernière violation, dit Bertrand, jusqu'au 15 mars 1849, je ne suis retourné que deux fois au cimetière, une fois du 15 au 20 décembre, et l'autre au commencement de janvier. Ces deux fois encore, j'ai essuyé deux coups de feu ; le premier, tiré à trois ou quatre pas de distance, a fait balle et a traversé le derrière de ma capote, à la hauteur de la ceinture. Ce soir (le 3 ou 4 décembre), il faisait très mauvais temps, mes habits étaient traversés par la pluie : mais il fallait que ma fureur se passât, rien n'était capable de m'arrêter. Aussi malgré le coup de feu que je venais de recevoir et la pluie qui tombait à verse, me fallait-il aller au cimetière d'Ivry à travers champs. Etant arrivé dans ce cimetière, accablé de fatigue, je cherchai inutilement à déterrer un mort ; je fus obligé de retourner à la caserne où j'arrivai à trois heures du matin, dans un état déplorable. Le deuxième coup de feu que j'essuyai au cimetière Montparnasse ne m'atteignit pas. Il m'eût été très facile de briser ou d'emporter les machines dressées contre moi.

mais jamais cette pensée ne m'est venue; ces machines ne me causaient aucune terreur. Il m'est arrivé plusieurs fois de rencontrer des chiens, ils n'ont jamais cherché à me faire du mal.

« Le 15 mars 1849, étant sorti du Luxembourg à dix heures du soir pour aller à un rendez-vous qui m'avait été donné, mon malheur voulut que je passasse près du cimetière Montparnasse. je fus poussé à y entrer comme à l'habitude et c'est en escaladant la clôture que je fus blessé ; je crois que si cette fois la machine m'eût manqué. je ne serais de ma vie retourné dans un cimetière ; cependant je n'en suis pas certain. »

La machine du cimetière, dressée contre le violateur de sépultures, avait fait une explosion terrible. Bertrand, bien que blessé à la hanche et aux jambes, réussit néanmoins à prendre la fuite et parvint jusqu'à l'hôpital du Val-de-Grâce. Comme de graves accusations pesaient sur lui, il passa dans le service des consignés où il reçut les soins de Marchal de Calvi à qui il remit une confession écrite à laquelle nous avons fait de larges emprunts.

Bertrand passa en conseil de guerre le 10 juillet 1849. Il fut condamné à un an de prison. Sa peine terminée à la prison de Belle-Isle-en-Mer, on ne sait ce qu'il est devenu.

Bertrand était un homme de taille ordinaire, le front découvert, avec des cheveux blonds et des yeux bleus. Il fournit lui-même, dans sa confession, quelques renseignements intéressants sur son caractère.

« J'ai toujours aimé les femmes à la folie, dit-il ; je

n'ai jamais permis à qui que ce fût de les insulter en ma présence. Dans tous les endroits où j'ai été, j'ai toujours eu pour maîtresses des femmes jeunes et aimables que je savais contenter et qui m'étaient très attachées, puisque plusieurs d'entre elles, quoique de familles assez bien, voulurent quitter leurs parents pour me suivre. Jamais je ne pus m'adresser à une femme mariée.

« Les propos pouvant alarmer la pudeur me déplurent toujours, et toutes les fois que, dans une société dont je faisais partie, une conversation de ce genre s'engageait, je faisais tout mon possible pour la changer. Ayant été élevé très religieusement, j'ai toujours défendu et aimé la religion, mais sans fanatisme.

« Dans toutes les villes où j'ai été en garnison, les bourgeois que je fréquentais habituellement m'ont toujours vu partir avec peine. Au régiment, j'étais aimé de mes inférieurs à cause de ma douceur et estimé de mes supérieurs et de mes égaux pour ma franchise et ma manière d'agir.

« J'ai toujours aimé l'agitation et le changement; je ne pouvais rester tranquille; les revues, les prises d'armes, les promenades militaires et les manœuvres, qui déplaisent tant aux autres militaires, faisaient mon bonheur, parce que j'y trouvais le moyen d'exercer mon activité.

« Avant ma maladie, j'avais une force musculaire assez considérable, surtout beaucoup d'agilité ; cette dernière se développait encore dans mes moments de monomanie. Jamais je n'ai su ce que c'était que de reculer devant le danger. Aussi j'ai échappé bien des fois comme par miracle à une mort certaine.

« J'ai toujours aimé la destruction ; étant jeune mes parents ne voulaient rien m'acheter parce que je brisais tout. Dans un âge plus avancé, je n'ai jamais pu conserver un objet tel qu'un couteau ou un canif plus de quinze jours sans le briser ; ainsi il m'arrive quelquefois d'acheter une pipe le matin et de la casser le soir ou le lendemain. Etant au régiment, il m'est arrivé, quand j'étais un peu pris de boisson, de détruire en rentrant dans ma chambre tous les objets qui me tombaient sous la main.

« Je n'ai jamais aimé l'argent et je ne conçois pas même qu'un individu puisse l'aimer ; aussi je n'ai jamais pu ramasser un centime ; au contraire, j'ai toujours eu des dettes ; c'est ce qui est la cause de la colère de mes parents contre moi. Quand j'avais de l'argent, ce qui m'arrivait fréquemment, il était autant à un ami qu'à moi.

« Dès mon enfance on remarqua en moi une grande tristesse ; mais elle ne s'emparait de mon âme qu'à certains moments du jour, quelquefois même à plusieurs jours de distance ; à part cela, j'étais très gai. Je n'ai jamais été malade. »

Bertrand n'était pas seulement un nécrophile, c'était avant tout un nécrosadique. Les nombreuses mutilations qu'il a commises en sont la preuve. Du reste, lui-même, dans sa confession, insiste sur ce point.

« Quant à la monomanie érotique, dit-il, je soutiens qu'elle n'a pas précédé la monomanie destructive et que le besoin de violer avant de mutiler s'est fait sentir en moi pour la première fois à Douai, comme je l'ai dit ailleurs. Or, avant cette époque, j'ai mutilé huit ou dix cadavres de femmes tant à Bléré qu'au cimetière de l'Est, sans penser à me livrer sur ces femmes à des actes impudiques. Je faisais à cette époque comme j'avais fait avant sur des corps d'animaux : c'est-à-dire que je mutilais toujours les corps aussitôt déterrés et que ce n'était qu'après cet acte accompli que je me masturbais en contemplant les débris des cadavres. Du cimetière de Douai jusqu'au jour de mon arrestation, le contraire arrivant, ce fut la monomanie érotique qui précéda la monomanie destructive.

« Mais cette dernière était au moins aussi forte en moi que la première, car j'éprouvais autant, je puis même dire plus de plaisir en mutilant le cadavre après l'avoir violé, qu'en me livrant sur lui à toute sorte de profanations. Oui ! la monomanie destructive a toujours été plus forte en moi que la monomanie érotique, c'est incontestable ; et je crois que je ne me serais jamais exposé pour violer un cadavre, si je n'eusse pu le détruire après. Donc la destruction l'emporte sur l'érotique, quoi qu'on en dise, et personne n'est capable de prouver le contraire ; je sais mieux, il me semble, ce qui se passait en moi que qui que ce soit. La mutilation des corps n'avait donc pas pour but, comme quelques personnes ont voulu le dire, de cacher ma passion et les excès auxquels je me livrais : le désir de mutiler était plus impérieux chez moi que celui de violer. »

Epaulard a tracé un tableau fort exact du dépeçage nécrosadique. « La presque identité des mutilations dans tous les cas, dit-il, est remarquable. La région génitale, celle qui intéresse le plus le nécrosadique, présente le siège le plus fréquent des mutilations : vulve ou organes sexuels mâles, face antérieure des cuisses, hypogastre. Les seins, à ce point de vue, comme à tant d'autres, doivent être considérés comme des organes génitaux. L'éventration vient en seconde ligne : le nécrosadique plonge la main dans les cavités splanchniques, étreint les viscères, les arrache, comme si par là il pénétrait plus intimement dans l'objet de sa passion. La face qui généralement est un des excitants génésiques principaux est souvent dilacérée. Les membres ne sont point épargnés ; les éventrations de Jack l'éventreur en font foi. »

III. Nécrophagie.

Du nécrosadisme à la nécrophagie il n'y a qu'un pas, et il est vite franchi. « Le mutilateur, dit Epaulard, a recours dans les cas d'extrême fureur à ses armes naturelles qui sont ses dents. Lorsque le lambeau mordu est avalé, il y a nécrophagie vraie. »

P. Garnier (1) a publié l'observation d'un mangeur de chair humaine qu'il a observé en 1891 et que voici.

Cet individu, âgé de vingt ans, journalier, avait été

(1) *Annales d'hygiène publique et de médecine légale*, 1895, p. 319 et 385.

trouvé sur un banc. Les gardiens de la paix avaient remarqué avec stupéfaction que d'un coup de ciseaux il découpait dans son bras gauche un large fragment de peau. Il raconta alors qu'il avait depuis l'âge de douze ou treize ans une impulsion qui devint par la suite de plus en plus impérieuse. La vue d'une jeune fille jolie, à la peau blanche, fine et délicate, provoquait chez lui une excitation génitale et le désir ardent de mordre et de manger un morceau de peau de cette jeune personne. Il avait fait l'achat de forts ciseaux dans le but d'aller plus vite en besogne, de détacher hâtivement un large lambeau de « peau virginale » qu'il mangerait ensuite avec délice. Jamais il n'a trouvé l'occasion d'accomplir le but de son obsession. Pour calmer son envie lorsqu'elle devient trop forte, il tourne sa rage contre lui-même, et d'un coup de ciseaux détache un morceau de sa peau à l'endroit où elle est la plus fine, où elle a le plus de rapports avec la peau désirée, et mange cette chair sanglante.

Les lycanthropes ou loups-garous du moyen âge qui avaient la réputation de manger les enfants, n'étaient peut-être dans certains cas que des sadistes nécrophages.

Florence rapporte l'observation d'un Lyonnais qui fut brûlé vif pour avoir dépecé et mangé plusieurs enfants. « L'arrêt est du 15 janvier 1574. Ce malheureux fut convaincu d'avoir, le jour de la Saint-Michel, paru sous la forme d'un loup-garou et d'avoir emporté une fille de douze ans, près du bois de la Sarre, dans une vigne du château qui n'est qu'à un quart de lieue de Dôle, de l'avoir déchirée de ses mains qui paraissaient des pattes de loup et d'avoir arraché avec ses dents un bras et une cuisse dont il porta encore une portion à sa femme... et, un mois après, sous la même figure, il étrangla une jeune fille sous dessein de la manger, mais il en fut empêché par trois personnes, ainsi que lui-même l'a confessé... et, quinze jours après, il égorgea un petit enfant dont il dévora la plus grande partie... Le même, sans avoir changé de figure, fut vu étrangler un enfant près du village de...., pour le manger, si ceux qui accoururent à ce spectacle ne lui eussent fait prendre la fuite, ce qu'il confessa sans y être contraint par la violence des tourments, et sur sa confession et sur les preuves de son crime il fut condamné à être brûlé tout vif. »

Ces faits étaient relativement fréquents au moyen âge. La superstition y voyait des manifestations du démon. Des esprits plus clairvoyants eussent peut-être pu y voir des manifestations pathologiques de l'instinct sexuel, s'ils avaient pris la peine d'examiner ces faits à la lumière de la raison et de la science. Un nombre considérable de vagabonds et de chemineaux parcouraient alors les campagnes, redoutés des paysans qui voyaient en eux des sorciers malfaisants. Les déviations et les perversions de l'instinct sexuel ont existé dans tous les temps. Quoi de surprenant que parmi ces coureurs de routes dont on faisait des sorciers et des loups-garous, se soient trouvés des sadiques qui ne cherchaient que la satisfaction sanguinaire de leur sexualité !

CHAPITRE VI

LES CRIMES SADIQUES

Nous allons passer en revue dans ce chapitre les sadiques les plus connus qui ont eu à rendre compte de leurs crimes à la justice. Cet horrible défilé de monstruosités constituera un document médico-psychologique puisé aux sources les plus sûres et d'un grand intérêt au point de vue scientifique.

I. Gilles de Retz.

« Gilles de Retz, écrit Michelet (1), était un très grand seigneur, riche de famille, riche de son mariage dans la maison de Thouars, et qui de plus avait hérité de son aïeul maternel, Jean de Craon, seigneur de la Suze, de Chantocé et d'Ingrande. Ces barons des marches du Maine, de Bretagne et de Poitou, toujours voguaient entre le roi et le duc, étaient,

(1) *Histoire de France*. T. VI, p. 334.

comme les marches entre deux juridictions, entre deux droits, c'est-à-dire hors du droit ; on se rappelle Clisson le Boucher et son assassin Pierre de Craon. Quant à Gilles de Retz, dont il s'agit ici, il semblait fait pour gagner la confiance. C'était, dit-on, un seigneur « de bon entendement, belle personne et bonne façon », lettré de plus, et appréciant fort ceux qui parlaient avec élégance la langue latine. Il avait bien servi le roi qui le fit maréchal et qui, au sacre de Reims, parmi ces sauvages Bretons que Richemont conduisait, choisit Gilles de Retz pour quérir à Saint-Rémy et porter la Sainte Ampoule ».

De Retz accomplit ses forfaits pendant quatorze ans sans que personne osât l'accuser. « Il n'eût jamais été accusé ni jugé, dit Michelet, sans cette circonstance singulière que trois puissances, ordinairement opposées, semblent s'être accordées pour sa mort : le duc, l'évêque, le roi. Le duc voyait les Laval et les Retz occuper une ligne de forteresses sur les marches du Maine, de Bretagne et de Poitou ; l'évêque était l'ennemi personnel de Retz, qui ne ménageait ni églises, ni prêtres ; le roi enfin, à qui il avait rendu des services et sur lequel peut-être il comptait, ne voulait plus défendre les brigands qui avaient fait tant de tort à sa cause. Le connétable de France, Richemont, frère du duc de Bretagne, était l'implacable ennemi des sorciers, aussi bien que des écorcheurs ; c'était sans doute par son conseil que, deux ans auparavant, le dauphin, tout jeune encore, avait été envoyé pour pacifier ces marches et s'était fait livrer un des lieutenants du maréchal de Retz en Poitou. Cette rigueur du roi prépara sans doute sa chute et enhardit le duc de Bretagne à faire agir contre lui l'évêque et l'inquisiteur. »

Quoi qu'il en soit, l'évêque profita de la présence du duc de Bretagne à Nantes pour faire procéder contre le redoutable maréchal que la rumeur publique accusait. On assurait qu'une vieille femme, appelée la Meffraie, parcourait les campagnes et les landes : elle approchait les enfants qui gardaient les bêtes ou qui mendiaient, les caressait et les attirait jusqu'au château du sire de Retz. Après on ne les revoyait plus. Des enfants des villes, de Nantes même, furent enlevés. La femme d'un peintre ayant confié son jeune frère aux gens de Retz qui le demandaient pour le faire enfant de chœur à la chapelle du château, ne reparut plus. Cette fois plainte fut portée.

Le duc de Bretagne accueillit l'accusation. Un tribunal fut formé de l'évêque, chancelier de Bretagne, du vicaire de l'inquisition et de Pierre de l'Hospital. grand juge du duché.

Retz, qui sans doute eût pu fuir, se crut trop fort pour rien craindre et se laissa prendre.

Au début des accusations portées contre lui, Retz voulut nier et accusa ses juges d'être ses ennemis. De plus il passait pour dévôt. Or, une dévotion alors fort en vogue était d'avoir une riche chapelle et beaucoup d'enfants de chœur qu'on élevait à grands frais. Retz avait, tout comme un prince, une nombreuse musique, une grande troupe d'enfants de chœur dont il se faisait suivre partout. Pourtant devant le témoignage des pauvres gens qui venaient raconter comment leurs enfants avaient été enlevés par une vieille femme dite la Meffraie ou par des hommes aux gages du maréchal, il se mit tout à coup à pleurer et fit sa confession.

« Telle était cette confession que ceux qui l'entendirent, juges ou prêtres, frémirent d'apprendre tant de choses inouïes et se signèrent... Ni les Nérons de l'empire, ni les tyrans de Lombardie n'auraient eu rien à mettre en comparaison ; il eut fallu ajouter tout ce que recouvrait la mer Morte, et par dessus encore les sacrifices de ces dieux exécrables qui dévoraient des enfants.

« On trouva dans la cour de Chantocé, une pleine tonne d'ossements calcinés, des os d'enfants en tel nombre qu'on présume qu'il pouvait y en avoir une quarantaine. On en trouva également dans les latrines du château de la Suze, dans d'autres lieux, tels qu'à Machecoul, partout où il avait passé. Partout il fallait qu'il tuât... On porte à cent quarante le nombre d'enfants qu'avait égorgé la bête d'extermination ».

Le seul valet de chambre Henriet reconnut avoir livré lui seul plus de quarante enfants au maréchal. L'acte d'accusation porte le nombre des victimes à deux cents et plus, et certains auteurs ont dit sept à huit cents.

Michelet pense que de Retz commença par employer ces enfants à faire des offrandes au diable pour qu'il lui accordât « l'or, la science et la puissance ». Il invoquait les démons Barron, Orient, Belzébuth, Satan et Bélial. « Il lui était venu, dit J. Michelet, d'Italie un jeune prêtre de Pistoïa qui promettait de lui faire voir ces démons. Il avait aussi un Anglais qui aidait à les conjurer. La chose était difficile. Un des moyens essayés c'était de chanter l'office de la Toussaint en l'honneur des malins esprits. Mais cette dérision du saint sacrifice ne leur suffisait pas. Il fallait à ces ennemis du Créateur quelque chose de plus impie encore, le contraire de la création, la dérision meurtrière de l'image vivante de Dieu... Retz offrait parfois à son magicien le sang d'un enfant, sa main. ses yeux et son cœur.

« Cette religion du diable avait cela de terrible que peu à peu l'homme étant parvenu à détruire tout ce qu'il avait de l'homme, il changeait sa nature et se faisait diable. Après avoir tué pour son maître, d'abord avec répugnance, il tuait pour lui-même avec volupté. Il jouissait de la mort. encore plus de la douleur ; d'une chose si cruellement sérieuse, il avait fini par se faire un passe-temps. une farce ; les cris déchirants, le râle, flattaient son oreille, les grimaces de l'agonisant le faisaient pâmer de rire ; aux dernières convulsions, il s'asseyait, l'effroyable vampire, sur sa victime palpitante.

« Ce qui est triste à dire, c'est qu'ayant perdu toute notion du bien, du mal, du jugement, il eut toujours, jusqu'au bout, bonne opinion de son salut. Le misérable croyait avoir attrapé à la fois le diable et Dieu. Il ne niait pas Dieu, il le ménageait, croyant corrompre son juge avec des messes et des processions. Le diable, il ne s'y fiait qu'à bon escient, faisant toujours ses réserves, lui offrant tout. « hors sa vie et son âme ». Cela le rassurait. Quand on le sépara de son magicien, il lui dit en sanglotant ces étranges paroles : « Adieu, François, mon ami, je prie Dieu qu'il vous donne bonne patience et connaissance, et soyez certain que, pourvu que vous ayez bonne patience et espérance en Dieu, nous nous entreverrons en la joie du Paradis. »

Ainsi Retz se mit à tuer pour lui-même avec volupté, « et le dict sire prenait plus de plaisir à leur couper ou voir couper la gorge qu'à... Il leur faisait couper le col par derrière pour les faire languir ». Il jouissait de la mort encore plus que de la douleur.

La façon de procéder de Gilles de Retz est décrite en détail dans les pièces de la procédure criminelle canonique (1).

La victime était jetée à terre. Sur l'ordre de Gilles, ou même de sa propre main, la gorge est tranchée avec une dague, un poignard, une longue pique. Gilles se joue de l'enfant palpitant. Puis il coupe les membres, il ouvre la poitrine ou le ventre, enlève les entrailles. Parfois il s'assied sur le corps de la victime pour jouir des progrès de l'agonie, « plus content de jouir des tortures, des larmes, de l'effroi et du sang que de tout autre plaisir ». Parfois il décapite le cadavre, prend cette tête dans ses mains, la contemple avec des yeux lascifs, puis l'embrasse avec une volupté étrange.

(1) V. E. Bossard et R. de Maulle : *Gilles de Rays maréchal de France (1404-1440)*. Paris, 1886.

V. aussi Lacassagne : *Vacher et les crimes sadiques*, Paris et Lyon, 1899, p. 245.

Voici, du reste, la confession du maréchal écrite par le juge ecclésiastique.

« Egidius de Rays sponte dixit quam plures pueros in magno numero, cujus amplius non est certus, cepisse et capi fecisse, ipsosque pueros occidisse et occidi fecisse, seque cum ipsis vicium et peccatum sodomicum commisisse,... tam ante quam post mortem ipsorum et in ipsa morte damnabiliter... cum quibus etiam languentibus vicium sodomiticum committebat et exercebat modo supradicto ; ipsosque pueros, jam mortuos, osculari et, qui eorum pulchriora haberent capita, intueri, ac eorum corpora crudeliter aperire seu aperiri facere ut eorum intranea respiceret, delectabatur ; et quod sepius, dum ipsi pueri moriebantur, super ventros ipsorum sedebat et plurimum delectabatur eos videndo sic mori. »

Gilles disait à ses complices : « Il n'est personne au monde qui sache et qui puisse même comprendre tout ce que j'ai fait dans ma vie ; il n'est personne qui, sur la planète, puisse ainsi faire. »

« — Qui vous a invité à le faire ? lui demanda Pierre de l'Hospital. C'est assurément l'esprit du mal, le tentateur.

« — Je ne sais, répondit le seigneur Gilles, mais j'ai de moi-même et de ma propre tête, sans conseil d'autrui, pris ces imaginations d'agir ainsi seulement par plaisance et déclaration de luxure ; de fait j'y trouvais incomparable jouissance, sans doute par l'instigation du diable.

« Il y a huit ans que cette idée diabolique me vint, ce fut l'année même où mon aïeul le sire de la Suze alla de la vie à trépas. Or, étant d'aventure en la librairie dudit château, je trouvai un livre latin de la vie et des mœurs des Césars de Rome, par un savant historien qui a nom Suetonius, ledit livre était orné d'images fort bien peintes. auxquelles se voyaient les déportements de ces empereurs païens,et je lus en cette belle histoire comment Tibérius, Caracalla et autres Césars s'ébattaient avec des enfants et prenaient plaisir à les martyriser. Sur quoi je voulus imiter les dits Césars. et le même soir. me mis à le faire en suivant les images de la leçon et du livre.

« Pour un temps je ne confiai mon plan à personne, mais depuis je dis le mystère à plusieurs personnes, entre autres à Henriet et à Poitou que j'avais dressés à ce jeu.

« Ce furent les susdits qui aidaient au mystère et qui avisaient à trouver des enfants pour mes besoins. Les enfants tués à Chantocé étaient jetés au bas d'une tour, en un pourrissoir d'où je les fis tirer une certaine nuit et mettre dans un coffre pour être transportés à Machecoul et brûlés, ce qui fut fait. Quant à ceux occis à Machecoul et à Nantes en l'hôtel de Suze, on les brûlait en ma chambre, hormis quelques belles têtes que je gardais comme reliques. »

Gilles de Retz vivait à une époque où les mœurs étaient abominablement dissolues, sous le règne de Charles VII. Le meurtre et l'assassinat étaient monnaie courante dans le monde de la noblesse. Le seigneur se croyait tout permis sur ses sujets dont la vie semblait lui appartenir et dont il faisait peu de cas. Imbu de ces idées, Gilles ne songea pas un instant à mettre un frein à son horrible penchant quand la lecture de Suétone le lui révéla. Là où ses juges et lui-même ne voyaient qu'une instigation du diable, il n'y avait qu'un retour de la brutalité et de la cruauté ancestrales transformées.

De Retz fut condamné à être brûlé vif. Par ménagement pour sa puissante famille et pour la noblesse en général, on l'étrangla, avant que la flamme l'eût touché. Le corps ne fut pas mis en cendres. « Des demoiselles de grant estat » vinrent le chercher à la prairie de Nantes où était le bûcher, lavèrent le corps de leurs nobles mains, et avec quelques religieuses l'enterrèrent dans l'église des Carmes fort honorablement.

II. Léger.

L'observation de Léger a été rapportée par Esquirol (1).

C'était un vigneron, âgé de vingt-quatre ans, sombre, renfermé et fuyant toute société. Un jour il quitte la maison de ses parents pour aller chercher une place. Au lieu d'accomplir raisonnablement son projet, il erre pendant huit jours dans les bois, pris d'un désir insensé de manger de la chair humaine.

Il rencontre enfin une petite fille de douze ans, la viole, lui déchire les organes génitaux, lui arrache le cœur, le mange et boit son sang, puis enfouit le cadavre.

Arrêté, Léger nie d'abord, mais finit par avouer son

(1) *Des Maladies mentales*, Paris, 1838.

crime avec un sang-froid cynique. Il fut condamné et exécuté.

A l'autopsie Esquirol constata des adhérences pathologiques entre les méninges et le cerveau. On peut par conséquent se demander s'il ne s'agissait pas d'un début de paralysie générale.

III. Bichel.

Son observation a été rapportée par Fuerbach (1). Bichel, après avoir violé des jeunes filles, les assassinait et les coupait en morceaux. Il raconta lui-même, devant le tribunal qui le jugeait, le démembrement d'une de ses victimes, Catherina Seidel. « Je lui ai ouvert la poitrine, dit-il, et j'ai tranché avec un couteau les parties charnues du corps. Ensuite j'ai apprêté le corps comme un boucher a l'habitude de faire de la bête qu'il vient de tuer. Je lui ai coupé le corps en deux avec une hache de façon à l'enfouir dans le trou creusé d'avance dans la montagne et destiné à recevoir le cadavre. Je puis dire qu'en ouvrant la poitrine j'étais tellement excité que je tressaillais et que j'aurais voulu trancher un morceau de chair et le manger. »

IV. Tirsch.

Nous avons déjà parlé de cet individu dont l'observation a été rapportée par Maschka (2).

(1) *Athenmæssigen Darstellung merkwürdiger Verbrechen.*

(2) *Prager Vierteljahrschrift*, 1886, I, p. 79.

Tirsch fut de tout temps concentré, bizarre, brutal, très irascible, maussade, vindicatif. Il avait déjà été condamné à vingt ans de prison pour viol d'une fillette de dix ans. Il manifestait un réel dégoût de la vie et entrait dans des accès de rage pour les motifs les plus futiles.

En 1864, après avoir été éconduit par une veuve à laquelle il proposait le mariage, il avait pris en haine les femmes. Le 8 juillet il rôdait avec l'intention d'assassiner un individu du sexe qu'il détestait tant. Il rencontra une vieille femme dans un bois, lui proposa le coït. Sur son refus il la renversa et se mit à lui serrer la gorge avec fureur. Il mutila ensuite le cadavre, coupa les seins et les organes génitaux qu'il emporta chez lui et mangea après les avoir fait cuire. Le 12 septembre, lorsqu'on l'arrêta, on trouva encore les restes de cet horrible festin.

Tirsch allégua comme motif de son acte « une soif intérieure » et demanda lui-même à être exécuté. En prison il manifestait une irritabilité excessive. et parfois il avait des accès de rage pendant lesquels il refusait toute nourriture. On fit la remarque que la plupart de ses anciens excès coïncidaient avec des explosions d'irritation et de rage.

V. Xavier de Botzen.

Cette observation a été rapportée par Demme (1).

Xavier était soldat à Botzen. Il éprouvait un sin-

(1) Krauss. *Psychologie des Verbrechens*, p. 183.

gulier plaisir, quand il rencontrait des jeunes filles sur sa route, à leur faire avec un couteau des blessures aux parties génitales et à contempler le sang qui dégouttait du couteau ; cela lui donnait — il le déclare lui-même — la même satisfaction que s'il avait eu réellement un commerce sexuel avec ses victimes.

Xavier se masturba dès son enfance, eut des relations normales avec des prostituées. et, en outre, il avait sodomisé des petites filles ; plus tard il trouva un plaisir particulier à se masturber devant des petites filles qui « très innocemment le regardaient avec curiosité ». Alors cette pensée s'était emparée de lui, combien il devait être charmant de piquer avec un couteau les parties sexuelles de quelque belle jeune fille et de voir ensuite couler le sang. Ce penchant à ce genre de plaisir « d'inspiration diabolique » devint invincible et, chaque fois qu'il avait été satisfait, il devenait plus invincible et plus furieux.

Xavier blessa de cette façon sept jeunes filles. Il avait trente ans quand il fut arrêté. D'après les déclarations de ses camarades et de ses supérieurs, c'était un homme irascible, mais nullement méchant ; il avait de grandes qualités, était renfermé en lui-même et passait des heures entières dans la contemplation d'images d'un caractère religieux.

VI. P.... X....

Cette observation est rapportée par Moreau de Tours (1).

(1) *Aberrations du sens génésique*, p. 243.

Il s'agit d'un individu de vingt-trois ans qui avait prémédité un acte odieux sur la fille de la propriétaire chez laquelle il était employé comme domestique.

Le jour où il s'était promis de mettre à exécution son projet criminel, sa victime désignée était à la fête du pays. P... tourna alors sa brutalité sur la mère, âgée de cinquante-trois ans. Furieux de sa résistance, il l'assomma à coups de bêche et sur le cadavre se livra aux derniers outrages. puis, jetant le corps à l'eau, il le repêcha bientôt après pour renouveler ses actes de bestialité.

P... fut condamné à mort et exécuté à Beauvais le 13 novembre 1879.

Le docteur Evrard fit l'autopsie et trouva des lésions cérébrales très prononcées et, entre autres, un épaississement et des adhérences des méninges, au niveau des circonvolutions frontales. Cornil et Galippe (1) disaient à ce propos : « Si la guillotine doit être comprise dans le traitement de l'aliénation mentale, qu'on le dise ! »

VII. Menesclou.

Cette affaire fit grand bruit et on se demande encore si on fut en présence d'un sadique ou non, d'un responsable ou d'un irresponsable. Lacassagne (2) l'a analysée avec quelques détails. Nous allons reproduire son résumé.

(1) *Journal des connaissances médicales.*
(2) *Loc. cit.*, p. 250.

Le 15 avril 1880, une petite fille âgée de quatre ans, Louise Deu, disparaissait de chez ses parents. Le lendemain on arrêtait le nommé Louis Ménesclou, âgé de dix-neuf ans, un des locataires de la maison. On trouvait dans ses poches les deux avant-bras de l'enfant, puis on retirait du four d'un petit poêle, desséchée, mais encore parfaitement reconnaissable, la tête de la jeune Deu, et du fourneau les intestins incomplètement carbonisés. Les recherches ultérieures firent retrouver dans les fosses d'aisances quarante-trois morceaux à l'aide desquels on put reconstituer presque dans son entier le corps de la victime. Plusieurs morceaux manquaient et parmi eux le cou et les organes génitaux. L'accusation admit que Ménesclou avait attiré dans sa chambre cette petite fille, pendant qu'elle jouait sur le palier de l'escalier, qu'il s'était livré sur elle à des tentatives de viol, qu'il l'avait étranglée pour étouffer ses cris et que, ne sachant que faire du cadavre, il l'avait dépecé.

Le cadavre avait été dépecé à l'aide de deux mauvais couteaux et d'un marteau. Interrogé sur l'endroit dans lequel il avait caché les organes génitaux, Ménesclou refusa de répondre.

L'accusation trouva dans cette circonstance la preuve qu'avant de tuer sa victime il lui avait fait subir des violences portant sur toutes ces parties. Une dernière découverte parut d'ailleurs ne laisser aucun doute. On trouva chez lui un cahier de chansons et à la dernière page on lut les vers suivants que Ménesclou reconnut avoir composés le lendemain de son crime :

Je l'ai vue, je l'ai prise.
Je m'en veux maintenant,
Et le bonheur n'a qu'un instant.
Dans ma fureur aveugle,
Je ne voyais plus ce que je faisais.

On nomma, pour examiner l'état mental de l'inculpé, Lasègue, Brouardel et Motet.

Ils recherchèrent dans les antécédents héréditaires de Ménesclou : un de ses oncles avait été atteint d'une aliénation de nature indéterminée, probablement alcoolique. Sa mère avait été internée à l'asile Sainte-Anne du 4 octobre au 26 octobre 1876. Elle présenta à l'époque de la ménopause un accès de manie aiguë. A sa sortie elle reprit ses occupations et n'éprouva plus de troubles mentaux.

Dans les antécédents personnels de Ménesclou, les experts ont relevé à l'âge de neuf mois des convulsions sans gravité. Sa santé ensuite s'est graduellement raffermie, néanmoins il est resté sujet à des troubles nerveux : sommeil inquiet, émission involontaire des urines presque jusqu'à l'âge de la puberté, habitude précoce de masturbation, intelligence paresseuse, développée tardivement, irritabilité, mauvais instincts. Après l'âge pubère, Ménesclou s'est montré obstiné, indocile, résistant à tout travail. On le consigne en 1875 à la maison d'éducation correctionnelle. En 1876 il entre comme mousse dans la marine de l'Etat et revient en 1879 à la maison paternelle. Il recommence à mener une vie oisive. Ses camarades le tenaient pour un mauvais sujet ; il n'est venu à l'esprit d'aucun que ce fût un fou.

Ménesclou est d'une constitution robuste. Le crâne est symétrique, sans déformation. Il accuse une surdité incomplète, probablement d'origine scrofuleuse et de date inconnue. Au point de vue mental, sauf la demi surdité qu'il exploite peut-être à l'occasion pour préparer ses réponses, il répond volontiers à toutes les questions ; mais, dès qu'on soulève la question du viol préalable, il s'anime, s'indigne, devient presque menaçant et s'écrie qu'on ne lui fera jamais dire ce qui n'est pas.

En somme, devant les experts, Ménesclou a fait preuve d'une intelligence bornée mais suffisante pour exclure non seulement la supposition d'un désordre mental actuel mais d'une crise délirante dont le souvenir reste confus ou effacé et qui laisse au réveil de la conscience l'étonnement d'avoir accompli des actes auxquels on peut avoir été étranger.

Les experts formulèrent les trois conclusions suivantes :

1° Ménesclou n'est pas atteint d'une maladie continue et mentale le privant du libre exercice de sa volonté ;

2° Il n'a pas agi sous l'influence d'un accès de délire passager suspendant momentanément la raison et lui substituant des impulsions ou inconscientes ou irrésistibles.

3° Son intelligence est limitée, mais pas assez pour autoriser à admettre ou un état d'imbécillité ou d'impuissance mentale de nature à exclure la responsabilité.

Les experts firent suivre leurs conclusions de réflexions extrêmement judicieuses et qui méritent d'être reproduites, car elles aideront, dès maintenant, à apprécier la responsabilité des sadiques sur laquelle nous reviendrons dans un autre chapitre.

« Tout d'abord, disent-ils, on doit affirmer que l'énormité, disons plus, que l'étrangeté des crimes n'implique nullement la supposition de la folie.

« Il existe à côté des imbéciles de l'intelligence, des débiles du sentiment. Les premiers n'arrivent pas à condenser leurs idées réduites. Chaque proposition est pour eux une unité sans rapport avec celles qui en dérivent. Ils sont raisonnables à la rigueur sans être raisonnants. Quelques-uns dépensent de sincères efforts pour arriver à un résultat qui leur est interdit par impuissance. Qu'une aspiration vive, imprévue, les sollicite, ils sont incapables de faire face par une délibération réfléchie. C'est leur demander trop que d'exiger d'eux qu'ils combinent et qu'ils prévoient.

« Cette faiblesse intellectuelle passe par des degrés presque insensibles de l'infériorité réputée normale à l'idiotie. On la mesure par à peu près, mais on la mesure parce que nous disposons de dynanomètres presque exacts pour les phénomènes intellectuels. L'expert appelé à juger un imbécile de l'intelligence, bien qu'il soit tout autrement empêché que s'il doit caractériser un fou, a ses cases demi-prêtes.

« Il n'en est plus de même des imbéciles du sentiment. Là, pas de mensuration acceptable, pas d'instruction positive, une éducation toujours douteuse dans ses effets, des indications vagues au lieu d'observations précises... Or, nous luttons contre les inspirations immorales à l'aide de deux puissances : l'une empruntée à la raison qui contredit, l'autre puisée dans le sentiment qui refuse. La répugnance sensorielle pour une odeur ou pour une saveur a son équivalent dans les répugnances morales aussi impérieuses et aussi peu mûries.

« La limite qui sépare l'évolution physiologique des sentiments de leur déviation maladive échappe à notre contrôle et c'est à l'intelligence que nous empruntons nos informations.

« Les délires de sentiment avec conservation partielle et toujours incomplète de la raison répondent à des types définis, depuis la mélancolie raisonnante jusqu'à certaines excitations maniaques. Hors de là, il existe des infériorités, des déviations, si on veut, des erreurs sentimentales qui n'ont qu'une lointaine ressemblance avec les états maladifs, qui ne forcent pas la volonté, qui laissent la responsabilité plus ou moins intacte, et ne sont pas, comme la conception et les sentiments délirants, une sorte d'agents parasitaires végétant en dehors de l'organisme et contre lesquels il est désarmé. »

Pourtant, l'autopsie du cerveau de Ménesclou a permis de constater une altération morbide des deux lobes frontaux, de la première et de la seconde circonvolution temporale ainsi que d'une partie des circonvolutions occipitales.

VIII. Alton.

Alton, garçon de magasin en Angleterre, et dont nous avons déjà parlé, va se promener un jour dans les environs de la ville. Il attire une enfant dans un bosquet, rentre après y avoir passé quelque temps, va au bureau où il écrit sur son carnet la note suivante : « Killed to-day a young girl, it was fine and hot; tué aujourd'hui une jeune fille ; c'était chaud et bon. »

On remarque l'absence de l'enfant, on se met à sa recherche et on la trouve déchirée en morceaux ; certaines parties de son corps, entre autres les parties génitales, n'ont pu être retrouvées.

Alton ne manifesta pas la moindre émotion et ne fournit aucune explication ni sur le mobile ni sur les circonstances de son acte horrible.

C'était un individu psycophathe qui avait de temps à autre des états de dépression avec « tædium vitæ ». Son père avait eu un accès de manie aiguë, un parent proche souffrait de manie avec penchant à l'assassinat.

Comme Méneslou, Alton fut exécuté.

IX. Verzeni.

Verzeni, dont l'observation a été rapportée en détail par Lombroso (1), est un sadique des plus intéressants à étudier. La vie de ses victimes dépendait de la manifestation hâtive ou tardive de l'éjaculation.

Vincent Verzeni, né en 1849, arrêté le 11 janvier 1872, était accusé : 1° d'avoir essayé d'étrangler sa cousine Marianne, alors que celle ci, il y a quatre ans, était couchée et malade dans son lit ; 2° d'avoir com-

(1) *Goldtdammes Archiv.*, Bd 30. p. 13.

mis le même délit sur la personne de l'épouse d'Arsuffi, âgée de 27 ans ; 3° d'avoir essayé d'étrangler Mme Gala en lui serrant la gorge pendant qu'il était agenouillé sur son corps ; 4° il était en outre soupçonné d'avoir commis les assassinats suivants :

Le 28 août 1871, de bon matin. Mme Frigeni, âgée de vingt-huit ans, alla aux champs. Comme à huit heures elle n'était pas encore rentrée, son mari partit pour aller la chercher. Il la trouva morte dans un champ, portant autour du cou des traces de strangulation et de nombreuses blessures; le ventre ouvert laissait sortir les entrailles.

Le 29 août, à midi, comme Maria Previtali, âgée de dix-neuf ans, traversait les champs, elle fut poursuivie par son cousin Verzeni, traînée dans un champ de blé, jetée par terre, serrée au cou. Quand il la relâcha un moment pour s'assurer qu'il n'y avait personne dans le voisinage, la fille se releva et obtint, sur ses instantes prières, que Verzeni la laissât partir après lui avoir fortement serré les mains.

Au mois de décembre, le matin, entre sept et huit heures, Jeanne Motta se rendit dans une commune voisine. Comme elle ne rentrait pas, le maître chez qui elle était servante, partit à sa recherche et trouva sur un sentier, près du village, le cadavre de cette fille horriblement mutilé. Les viscères et les parties génitales étaient arrachés du corps et se trouvaient près du cadavre. La nudité du cadavre, les érosions aux cuisses faisaient supposer un attentat contre la pudeur. La bouche remplie de terre indiquait que la fille avait été étouffée. Près du cadavre, sous un monceau de paille, on trouva une partie détachée du mollet droit et des vêtements.

Verzeni fut traduit devant un tribunal.

Il a vingt-deux ans. Son crâne est de grandeur moyenne, asymétrique. L'os frontal droit est plus étroit et plus abaissé que le gauche ; la bosse frontale droite est peu développée. l'oreille droite plus petite que la gauche, d'un centimètre en hauteur et de trois en largeur ; la partie inférieure de l'hélix manque aux deux oreilles ; l'artère de la tempe est un peu athéromateuse. Nuque de taureau, développement énorme de l'os zygomatique et de la mâchoire inférieure. Pénis très développé, sans frein. Il existe un léger strabisme divergent par insuffisance des muscles droits internes et de la myopie.

Lombroso conclut de ces signes de dégénérescence à un arrêt congénital du développement du lobe frontal droit.

De plus Verzeni serait un héréditaire. Deux de ses oncles sont des crétins,un troisième est microcéphale, imberbe, n'ayant qu'un testicule et encore atrophié. Son père présente des traces de dégénérescence pellagreuse et eut un accès d'hypochondrie pellagreuse. Sa famille est dévote et d'une avarice sordide.

Verzeni est d'une intelligence au-dessus de la moyenne, sait très bien se défendre, cherche à trouver un alibi et à démentir les témoins.

Dans son passé on ne trouve aucun signe d'aliénation mentale. Son caractère est étrange : il est taciturne et aime la solitude.

En prison, son attitude est cynique ; il se masturbe et cherche à tout prix à voir des femmes.

Verzeni a fini par avouer ses crimes et dire les mobiles qui l'y avaient poussé.

L'accomplissement de ses crimes, dit-il, lui avait procuré une sensation extrêmement agréable (voluptueuse) accompagnée d'érection et d'éjaculation. A peine avait-il touché sa victime au cou qu'il éprouvait des sensations sexuelles. En ce qui concerne ces sensations, il lui était absolument égal que les femmes fussent vieilles, jeunes, laides ou belles. D'habitude il éprouvait du plaisir rien qu'en serrant le cou de la femme, et dans ces cas il laissait la victime en vie. Dans les deux cas cités, la satisfaction sexuelle tardait à venir et alors il avait serré le cou jusqu'à ce que la victime fût morte. La satisfaction qu'il éprouvait pendant ces strangulations était plus grande que celle que lui procurait la masturbation. Les contusions à la peau des cuisses et du pubis étaient faites avec les dents lorsqu'il suçait avec le plus grand plaisir le sang de sa victime. Il avait arraché un morceau de mollet et l'avait emporté pour le griller à la maison ; mais, se ravisant, il l'avait caché sous un tas de paille, de crainte que sa mère ne s'aperçut de ses menées. Il avait emporté avec lui les vêtements et les viscères ; il les porta pendant quelque temps parce qu'il avait du plaisir à les renifler et à les palper. La force qu'il possédait dans ces accès de volupté était énorme.

Il n'a jamais été fou. Pendant l'exécution de ses actes il ne voyait rien autour de lui.

Evidemment l'excitation sexuelle, poussée au plus

haut degré, supprimait en lui la faculté de perception (acte instinctif).

Après il éprouvait toujours un certain bien-être et un sentiment de grande satisfaction.

Il n'a jamais éprouvé de remords.

Jamais l'idée ne lui est venue de toucher aux parties génitales des femmes qu'il avait torturées, ni de souiller ses victimes ; il lui suffisait de les étrangler et d'en boire le sang. En effet, les assertions de ce vampire moderne semblent avoir un fondement de vérité. Les penchants sexuels normaux paraissent lui avoir été étrangers. Il avait deux maitresses, mais il se contentait de les regarder ; il est lui-même étonné qu'en leur présence l'envie ne lui soit pas venue de les étrangler ou de leur empoigner les mains. Il est vrai qu'avec elles il n'éprouvait pas la même jouissance qu'avec ses victimes.

Verzeni déclara lui-même qu'il deviendrait bon si on le tenait enfermé ; car, rendu à la liberté, il ne pourrait résister à ses envies. Il fut condamné aux travaux forcés à perpétuité.

Il fit, après sa condamnation, les curieux aveux que voici :

« J'éprouvais, dit-il, un plaisir indicible quand j'étranglais des femmes ; je sentais alors des érections et un véritable désir sexuel. Rien que de renifler des vêtements de femme, cela me procurait déjà du plaisir. La sensation de plaisir que j'éprouvais en serrant le cou d'une femme était plus grande que celle que me causait la masturbation. En buvant le sang du pubis, j'éprouvais un grand bonheur. Ce qui me faisait encore beaucoup de plaisir, c'était de retirer de la chevelure des assassinées les épingles à cheveux. J'ai pris les vêtements et les viscères pour avoir le plaisir de les renifler et de les palper. Ma mère, finalement, s'aperçut de mes agissements, car, après chaque assassinat ou tentative d'assassinat, elle apercevait des taches de sperme sur ma chemise. Je ne suis pas fou ; mais, au moment d'égorger, je ne voyais plus rien. Après la perpétration de l'acte j'étais satisfait et me sentais bien. Jamais l'idée ne m'est venue de toucher ou de regarder les parties génitales. Il me suffisait d'empoigner le cou des femmes et de sucer leur sang. J'ignore encore aujourd'hui comment la femme est faite. Pendant que j'étranglais et aussi après, je me pressais contre le corps de la femme, sans porter mon attention sur une partie du corps plutôt que sur l'autre. »

Verzeni a été amené seul à ses actes pervers après avoir remarqué, à l'âge de douze ans, qu'il éprouvait un plaisir étrange toutes les fois qu'il avait des poulets à tuer. Voilà pourquoi il en avait tué alors en quantité, alléguant qu'une belette avait pénétré dans la basse-cour.

X. Garayo.

Lombroso (1) rapporte encore un cas qui a été observé en Espagne, à Vittoria.

Il s'agit d'un nommé Garayo, âgé de quarante-et-un

(1) *L'homme criminel*, et *Pazzi ed anomali*, p. 143.

ans. Il avait d'abord mené une conduite exemplaire et avait été marié trois fois. Mais il était fils d'ivrognes et devint tout à coup vertigineux, à la suite d'un mariage malheureux. Il se mit alors à étrangler des femmes et en étrangla six en dix ans. Ses victimes étaient presque toutes des prostituées de la plus basse classe et généralement pas jeunes. Quelquefois il leur enfonçait une épingle dans la poitrine, d'autres fois il les piquait à coups redoublés avec la pointe d'un couteau. Souvent il arrachait à ses victimes, après les avoir tuées, les intestins et les reins par le vagin, détachant des lambeaux pour les manger.

Garayo abusa de quelques-unes de ses victimes avant de les assassiner ; sur d'autres il ne commit aucun acte sexuel. Il opérait ses atrocités avec tant de précaution que, pendant dix ans, il put rester à l'abri de toute poursuite. Il ne commettait ses attentats que pendant certaines périodes de l'année : au printemps et en hiver.

Lombroso voit dans les caractères physiques de Garayo, dans ses vertiges, dans son hérédité alcoolique, dans son penchant à remplacer la cohabitation par le démembrement, dans son cannibalisme, dans les contrastes frappants de sa vie antérieure, dans la périodicité constante de ses accès, des preuves manifestes de l'épilepsie latente.

Cette observation mérite d'être reprise en détail.

G. Diaz de Garayo naquit à Eguillas (Espagne) de parents honnêtes. Mais, l'un, adonné au vin, mourut d'apoplexie ; l'autre était un névropathe et s'enivrait

Ils eurent neuf enfants qui s'employèrent les uns à l'agriculture, les autres au service domestique.

Diaz, à quatorze ans, commença à travailler comme berger, charbonnier, cultivateur ; sa conduite fut irréprochable.

En 1850, il entre comme ouvrier chez une veuve qui, le trouvant honnête et actif, l'épouse. Cela dura jusqu'à la fin de 1863, c'est-à-dire treize ans : au bout de ce temps, la femme mourut. L'accord fut parfait. Diaz de Garayo était toujours très honnête. Ils eurent cinq enfants dont trois survécurent. Diaz se remaria avec une méchante femme, si bien que les enfants quittèrent la maison et que les deux plus jeunes devinrent des vagabonds. En 1870, cette femme mourut ; peu de temps après Diaz se remaria avec une autre femme pire encore que la précédente; elle s'enivra jusqu'à sa mort qui eut lieu en 1876. Un mois après, Garayo se remaria avec une veuve qui bientôt entrait en procès avec lui.

Garayo qui, jusqu'en 1870, avait mené une vie très honnête, commence alors une série de forfaits qui, grâce à son existence laborieuse, resteront ignorés jusqu'en 1880.

En mars 1870, il rencontre une femme de mauvaise vie âgée de quarante ans. Il lui offre comme prix de ses faveurs trois réaux ; elle trouve que c'est trop peu et demande un réal de plus. Ils ne s'accordent pas, une dispute en résulte. Il jette la femme à terre, l'étrangle. la précipite dans l'eau qui avait à peine 1 m. 50 de profondeur. la repêche. la viole. l'étend sur le dos, la contemple quelque temps, après avoir défait les vêtements, puis s'en va et reprend tranquillement ses occupations.

Un an plus tard, le 12 mars 1871, il trouve une pauvre vieille, lui propose de coucher avec elle. Celle-ci dit qu'elle n'a pas encore mangé. Il lui donne un réal qui avait été fixé comme prix. Elle va dans une auberge, mange, puis il la rejoint. Enfin, ils se disputent sur le prix de la prostitution ; alors il l'étrangle, la viole, lui remplit la bouche de terre et part au travail, tranquillement, comme la première fois.

En août 1872, une fillette de treize ans, robuste, passe près de lui ; sans dire une parole, il la prend par le bras, la porte loin de la route pour empêcher qu'on ne l'entende, l'étrangle, la viole, puis la précipite dans un canal voisin.

Le même mois, le 23, il trouve une fillette de mauvaise conduite qui va le long de la route, lui offre encore une rémunération qu'elle trouve trop petite ; il étrangle la jeune fille. La croyant morte, il se met à la contempler ; elle fait un mouvement, il lui enfonce une petite fourche dans la poitrine, jette sa victime dans l'eau, puis revient à la ville où il dort jusqu'au lendemain.

Le public épouvanté disait qu'il y avait certainement un sorcier (satamantecas) qui tuait les femmes pour en faire un onguent magique.

En août 1872, il tente d'étrangler une autre prostituée qui pousse des cris et s'enfuit. En juin 1874, nouvel attentat sur une mendiante, vieille et infirme, à laquelle il pose à l'improviste la main sur le cou ; mais elle s'échappe, le croyant ivre.

Il se tient tranquille jusqu'en 1878.

En novembre, il attaque dans sa maison une vieille meunière, tente de l'étrangler. Elle se défend, il s'enfuit, est arrêté et condamné à deux mois de prison. En prison, il se montre indifférent et réservé.

Cinq mois après, en août 1879, pendant qu'il donne l'aumône à une pauvre vieille, il la frappe à la tête. Elle s'enfuit et, pour la faire taire, il lui promet une somme d'argent.

En septembre, il trouve une jeune femme de 25 ans, grande et robuste, il l'accompagne en causant sur la route, puis, à l'improviste, l'assaille, la serre au cou en lui tenant les mains, et en lui offrant de l'argent si elle voulait se donner à lui. Elle refuse, il tire un couteau, la frappe à la poitrine et continue de nouveau à la frapper après l'avoir violée, puis prend dans le panier qu'elle portait de l'eau-de-vie, en goûte un peu, cache le reste ; il s'assied sur un arbre peu éloigné et se met à fumer, puis il va boire dans une auberge et dort toute la nuit d'un bon sommeil.

Deux jours après, il rencontre une paysanne de cinquante-deux ans, qui porte sur la tête une corbeille de poires ; comme il pleuvait, ils se réfugient sous un arbre ; il lui manifeste ses désirs, et se voit acerbement repoussé. Il l'étrangle. La pauvre femme respirait encore ; avec son couteau il la frappe à la poitrine et au ventre, arrache les intestins et un sein qu'il jette dans le panier. Puis il se lave les mains et prend dans le panier le pain qu'il contenait. Il dort à nouveau toute la nuit sous un pont, jette à l'eau le couteau et ne rentre chez lui que pour changer de vêtements.

Il part travailler ; une petite fille remarque probablement son visage extrêmement animé et s'écrie : « Quelle figure ! On dirait le Satamantecas ! »

La police eut vent de ce dernier attentat par un facteur qui avait vu Garayo en conversation avec la dernière morte. Arrêté. il nia d'abord, puis finit par tout avouer.

Garayo était un type vulgaire, d'un tempérament sanguin, de taille moyenne, le front bas et court, présentant dans le haut une profonde cicatrice, les yeux enfoncés dans l'orbite, les narines larges, épaissies à leur extrémité,la tête haute et étroite au sommet, avec une base large, l'occiput aplati, avec un développement du pariétal droit exagéré par rapport au gauche, énorme mandibule et de fortes épaules. Sobre et sain d'esprit les trois premiers quarts de sa vie. il n'avait eu qu'un hydrocèle et de la spermatorrhée. Il n'était pas extraordinairement adonné aux plaisirs vénériens et n'a jamais répété plus d'une fois l'acte sexuel avec ses victimes. Il déclare qu'il avait, il y a déjà quelque temps, une éjaculation rien qu'à la vue des cadavres, et qu'il sentait une rumeur dans la tête, du vertige et des saignements de nez lorsqu'il se disputait avec les femmes. Il fut prouvé qu'il était très habile dans son métier. bon époux et bon père pendant les treize ans de son mariage. que, depuis, il avait changé de sentiments et de caractère. perdu l'affection pour ses enfants, et qu'il n'avait plus pensé à ramasser quelque argent que pour boire et manger. En prison, il montre une intelligence ouverte. Il apprend à lire en un mois. Il se montre frappé des reproches de sa fille et déclare que la faute n'est pas sienne, mais imputable aux femmes qui lui ont fait perdre la tête.

Il ne montre ni honte ni remords. Sa plus grande préoccupation est de manger ; aussi, se montre-t-il intéressé aux visiteurs, avec lesquels il parle s'ils lui donnent de l'argent ou des aliments, confessant les plus petits détails de ses crimes. Il se tait si les visiteurs sont peu généreux.

Le jour qui précède son exécution, il demande qu'on lui envoie de la viande en sauce. Il la mange toute avec un appétit extraordinaire, engloutissant de plus une livre de pain. Il n'a aucune émotion quand il voit conduire à la mort un compagnon d'emprisonnement.

Il montre beaucoup de mémoire. Après la lecture d'un livre sur la crainte de Dieu, il dit que s'il avait pu comprendre cela, à la place des discours inutiles, il ne serait point en prison. Il se rappelle un sépulcre antique découvert il y a cinquante ans.

Dix experts, parmi lesquels Ramon Apraiz, déclarèrent que Garayo n'était pas aliéné. Ils fondaient la parfaite logique de ses actes sur ses antécédents héréditaires, sur le fait qu'il n'était pas satyriasique, parce qu'il n'avait jamais pratiqué plus d'une fois le coït des cadavres, et sur ce qu'un monomaniaque n'aurait jamais mis tant d'intervalle entre un crime et l'autre. Ils déclarèrent que Diaz de Garayo « avait agi avec un plein libre arbitre et une véritable liberté morale ». Seuls deux aliénistes, Esquerdo de Carabonquel et Sanchez Toledo, admirent que cet homme était faible d'esprit et qu'il avait agi en état de folie partielle.

Comme nous l'avons dit au début de cette observation, Lombroso en fait un épileptique et nous en avons donné les raisons.

Néanmoins Garayo fut exécuté.

XI. Jack the Ripper.

Le fameux éventreur anglais n'a jamais pu tomber entre les mains de la justice. Pourtant Mac-Donald (1) a étudié ses victimes et sa façon de procéder.

Le 1er décembre 1887 un cadavre de femme inconnue est trouvé mutilé à Whitechapel. Le 7 août 1888, on trouve dans le même quartier une femme frappée de trente-neuf coups de couteau. Le 31 août 1888 on trouve encore une femme avec une blessure à la gorge et le ventre ouvert. Toujours dans le même quartier, on trouve le 8 septembre 1888 le cadavre mutilé d'une femme. La tête était presque séparée du reste du corps, les intestins étaient complètement sortis de l'abdomen ; la victime reposait sur le dos, les vêtements en désordre, un mouchoir enroulé autour du cou comme pour le retenir. « Le corps était mutilé au point qu'une description des lésions serait impossible; on peut seulement dire qu'il l'avait été d'une manière délibérée, au moyen d'une arme longue de cinq à six pouces, et avec des connaissances anatomiques. L'utérus et les organes enlevés de l'abdomen l'avaient

(1) *Le criminel-type dans quelques formes graves de la criminalité.* Traduction Coutagne, Lyon, 1894.

été par quelqu'un qui savait où les trouver ; il n'y avait pas d'incisions inutiles. »

Le 30 septembre 1888 une femme fut encore trouvée assassinée dans une cour voisine. Les vêtements étaient fripés, les jambes repliées, la trachée-artère ouverte, les boutons des vêtements non défaits. Les organes abdominaux ont été enlevés avec une certaine connaissance de leur situation exacte et de la manière d'en faire l'ablation.

Ce même 30 septembre 1888 on trouva une autre femme mutilée. L'abdomen était ouvert, les intestins au dehors et placés sur l'épaule droite. La face était très mutilée, la gorge coupée transversalement.

En octobre 1888 on trouva, sous une voûte sombre, mutilé et en état de décomposition assez avancée, le cadavre d'une autre femme. La tête avait été séparée du tronc au niveau de la sixième vertèbre cervicale qui avait été sciée en travers. La partie inférieure du corps et le bassin avaient été enlevés ; les bras avaient été détachés aux articulations des épaules par plusieurs incisions faites au-dessous du larynx. Le gros intestin et tout le contenu du bassin avaient été enlevés.

Le 9 novembre 1888, on trouve une femme entièrement nue, couchée sur le lit de sa chambre. La gorge a été coupée d'une oreille à l'autre par une incision dirigée en bas sur la colonne vertébrale ; le nez et les oreilles ont été détachés ; les seins ont été sectionnés nettement et placés sur une table à côté du lit ; l'estomac et l'abdomen ont été découverts, la face a été tailladée au point d'empêcher qu'on la reconnaisse ;

les reins et le cœur ont été enlevés et placés sur la cuisse gauche : la partie inférieure du corps et l'utérus ont été sectionnés et ces organes n'ont pas été retrouvés. La section a porté jusque sur les cuisses.

Le 1er juin 1889, la partie inférieure du tronc d'une jeune femme bien constituée fut trouvée dans la banlieue. Les autres parties du corps furent retrouvées un peu plus tard. Comme toujours les organes du bassin étaient enlevés.

Le 17 juillet 1889, au soir, on trouva une femme qui venait d'être assassinée dans une ruelle de Whitechapel : elle avait la gorge coupée comme les autres. avec de larges balafres sur l'estomac et le ventre; mais ces blessures n'étaient pas profondes. Il semble que, dans ce cas, pour une raison ou pour une autre, le meurtrier n'a pas eu le temps d'achever son œuvre de mutilation.

Enfin, le 10 septembre 1889. on trouva, sous une voûte de chemin de fer, le cadavre d'une femme, la tête séparée du tronc, avec des entailles profondes au ventre à travers lesquelles les intestins faisaient saillie.

Là se clot la sinistre série. Mais quel en était l'auteur ? Qu'était ce Jack the Ripper qu'on n'a jamais réussi à arrêter ?

« Les crimes de Jack, écrit Mac Donald. se distinguent par le fait que la sexualité prend une forme spécialement sanglante et meurtrière. Il est probable que Jack coupait la gorge de ses victimes soit parce que cela même lui donnait de la jouissance. soit parce que cela amenait la mort qui lui permettait de se livrer ultérieurement à des cruautés qui lui procuraient des jouissances, comme lorsqu'il sectionnait l'abdomen, qu'il manipulait les intestins ou qu'il défigurait ou mutilait les organes sexuels.

« Dans quelques cas, Jack emportait les organes sexuels, sans doute pour se procurer des jouissances ultérieures, soit en les regardant, soit en s'en servant pour se masturber.

« Il y a peu de raisons pour croire à la folie de Jack, quel qu'il soit, car il aurait probablement fait des aveux depuis. L'aliéné, en effet, n'est pas seulement fier de ses crimes, mais il est beaucoup plus honnête que le criminel et finit généralement par se confesser. Le fait qu'il a évité pendant si longtemps d'être découvert ne plaide pas en faveur de la folie.

« Comme dans les cas semblables, les preuves indiquent que le meurtre comporte un plaisir sexuel si puissant que toute répulsion pour la cruauté est contrebalancée, au moins sur le moment, ou bien que cette répulsion est faible par elle-même. L'idée d'une cruauté simple n'explique pas les plaies de l'abdomen et des organes sexuels et la soustraction de ces organes. Mais le fait de placer dans un cas l'intestin sur l'épaule de la victime et celui de couper dans un autre cas les seins et de les mettre sur une table, ces faits, dis-je, indiquent que le meurtrier a eu du temps devant lui et a pu désirer rendre son crime aussi horrible que possible simplement pour la publicité. Ce sentiment ne se serait fait jour naturellement qu'après l'apaisement de l'impulsion sexuelle.

« Une raison qui a peut-être empêché Jack d'être découvert, c'est qu'il procédait à son œuvre délibérément et n'était pas agité en quittant ses victimes, ce qui n'attirait pas l'attention sur lui ; on sait bien en effet, de par l'expérience de la police, qu'un grand nombre de criminels aident à leur propre découverte en manifestant de l'agitation d'une manière ou d'une autre. »

XII. Ben-Ali dit Frenchy.

Cet individu, dont l'observation a été rapportée par Mac Donald (1), a tué, à New-York, une femme touchant à la vieillesse, fréquentant les mauvais lieux, ivrogne et probablement adonnée aux rapports sexuels contre nature. Le ventre avait été ouvert, des portions d'intestin avaient été détachées, ainsi que l'ovaire gauche qu'on retrouva sur le lit. De nombreuses incisions avaient été pratiquées dans la région des aines et sur les cuisses. La victime avait d'abord été étranglée.

Ben-Ali fut arrêté vingt-quatre heures après le crime. On apprit que c'était un homme d'habitudes perverties avec les femmes. Plusieurs fois il avait battu et mordu les filles avec lesquelles il allait et même leur avait pris leur argent. Il répondait au signalement de Jack l'embrasseur (Jack the Kisser) qui terrorisait les femmes en les saisissant dans la rue la nuit et en les pressant dans ses bras. Il déclara qu'il était Arabe, de la tribu des Beni-Aïcha, qu'il avait servi dans l'armée française, et qu'après sa libération il était venu à Para et de là aux Etats Unis. Lors-

(1) *Loc. cit.*, p. 199.

qu'on lui demanda s'il avait tué la victime, il fut pris d'une sorte d'accès de déclamation sauvage, levant les mains et criant vers le ciel : « Je suis innocent, je n'ai jamais tué aucune femme, j'implore Dieu pour qu'il vienne à mon secours. »

XIII. Jesse Pommeroy.

L'histoire de cet individu qu'on avait surnommé à New-York boy-torturer, le bourreau des enfants, a encore été rapportée par Mac-Donald (1).

Le 17 mars 1874, une fillette était assassinée dans une ville des Etats-Unis, dans les conditions suivantes, racontées par le meurtrier, âgé de 14 ans :

« Le matin en question, raconte-t-il, j'ouvris la boutique : comme je la balayais, la petite fille entra et me demanda certains papiers. Je lui dis de descendre au dessous, fermai la porte de la boutique et la suivis. Comme elle était debout au milieu de la cave, la face tournée du côté de Brosdway, je vins derrière elle, lui mis la main gauche sur la bouche et lui coupai la gorge avec mon couteau. Elle se débattit et tomba, mais de crainte qu'elle ne fit du bruit, je lui mis une seconde fois la main sur la bouche. Elle ne remua plus : au bout de quelques minutes je la traînai vers le water-closet et mis sur elle des cendres et des pierres. Alors je lavai mes mains et mon couteau. »

Quand on découvrit le cadavre, bien qu'il fût en état

(1) *Loc. cit.*, p. 154.

de putréfaction assez avancée, on constata des mutilations sur le ventre et les cuisses.

Jesse Pommeroy fut condamné à la réclusion perpétuelle pour ce crime. Lors du procès, des enfants victimes de sa cruauté ou de ses caprices vinrent déposer.

Le premier enfant dit que Jesse, lui ayant attaché les pieds avec une corde, le dépouilla de ses vêtements, puis le frappa avec une verge. Le second fut attiré dans un water-closet; là Jesse ferma la porte, déshabilla l'enfant, âgé de dix ans, lui attacha les mains au-dessus de la tête, puis se mit à le fouetter avec une corde.

Un troisième enfant, âgé de neuf ans, fut conduit à la campagne, déshabillé, puis fouetté. Il lui enfonça ensuite une épingle dans les joues, mais pas très profondément, puis aux parties. Il le mordit à la joue et dans le dos.

Un autre enfant reçut de Jesse quatre coups de couteau, un dans l'aine, les autres dans le dos.

Un cinquième enfant, âgé de huit ans, fut conduit à la campagne. Il fut fouetté par Jesse qui alors riait. Il l'obligea même à jurer et à dire de vilains mots.

Un enfant de neuf ans fut violenté de différentes façons, fouetté, blessé à la face, écorché ou égratigné aux mains.

Enfin, un autre enfant de sept ans fut attaché à un poteau. Jesse lui fit avec un couteau cinq blessures à la face et une derrière l'oreille.

D'autres enfants furent tués par cet individu: il

leur arrachait les testicules et leur coupait l'extrémité du pénis.

Jesse agissait manifestement sous l'influence d'une impulsion sexuelle. restant silencieux pendant qu'il torturait ses victimes. « Comme l'impulsion sexuelle est la plus forte de toutes. dit Mac Donald, il est aisé de comprendre pourquoi il avait peu de disposition à parler pendant que son influence durait. D'autre part, il est évident que pour quelqnes-uns de ses actes l'instinct de cruauté prédominait ou même était le seul. Il en était ainsi lorsqu'il faisait dire une prière à ses victimes, qu'il les faisait jurer, qu'il essayait d'en enfoncer une dans l'eau, ou qu'après en avoir fouetté une autre, il sautait autour d'un rocher en poussant des cris. Mais il semblerait que chez lui les instincts sexuel et cruel étaient le plus souvent mélangés et successifs. comme lorsqu'il dépouillait les enfants de leurs vêtements. les fouettait. puis riait sans rien dire; pourtant la circonstance que, dans presque tous les cas, il les mettait nus et les fouettait. semble indiquer que l'élément sexuel était toujours en première ligne. »

XIV. Piper.

Mac Donald (1) a encore rapporté l'observation détaillée de Piper qu'on avait surnommé le casseur de têtes (the brainer).

Cet homme, âgé de 30 ans, marié. sacristain d'une église. tua une femme de 28 ans et une petite fille, en

(1) *Loc. cit.*

leur fracassant la tête, sans commettre aucun attentat sur leurs parties génitales. Mais on remarqua que le pantalon et le caleçon qu'il portait au moment du crime étaient abondamment tachés de sperme.

Piper a tout avoué dans une confession écrite et reconnut que le motif qui l'avait fait agir. était « la luxure, une luxure du caractère le plus horrible et le plus dégoûtant ».

XV. Affaire de Pont-Laval.

Le docteur Benoit (1) raconte que la jeune Irma D..., âgée de 14 ans, demeurant dans la commune de Pont-Laval (Drôme), avec sa mère, disparut le 15 juin 1884. Son cadavre fut retrouvé le lendemain abominablement mutilé. La gorge avait été tranchée, la peau et le tissu cellulaire de la partie externe des cuisses étaient enlevés jusqu'aux muscles, qui offraient des traces de lacération, la cavité abdominale était ouverte depuis le bassin jusqu'au sternum : les intestins, l'estomac et le foie étaient à nu ; la symphyse du pubis était écartée et détruite.

Les docteurs Benoit et Carle, chargés d'examiner le cadavre, remarquèrent que ces mutilations avaient pour but de circonscrire les parties génitales externes pour les faire disparaitre parce qu'elles portaient sans doute des traces de violence.

Le frère de la victime, âgé de 21 ans, soupçonné

(1) *Archives de l'anthropologie criminelle*, 1894, p. 144.

immédiatement, avoua le crime, mais nia tout attentat sexuel ; il reconnut avoir ouvert le ventre de sa sœur après la mort par coups de couteau et fracturé le bassin avec les mains, mais il refusa de s'expliquer sur la disparition des parties génitales externes. Traduit devant la Cour d'assise de la Drôme, il fut condamné aux travaux forcés à perpétuité.

XVI. Vacher.

Vacher dont les crimes monstrueux et répétés ont eu récemment un grand retentissement, a été longuement examiné par les médecins experts et en particulier par le professeur Lacassagne de Lyon qui a publié *in extenso* tous les documents qui intéressent cet individu (1). Nous allons pouvoir, avec ces documents, esquisser une biographie complète de Vacher et analyser son état d'âme.

Joseph Vacher est né à Beaufort (Isère), le 16 novembre 1869, d'une famille de cultivateurs honorable et très nombreuse. Ses parents étaient sains de corps et d'esprit. Il ne compte parmi ses ascendants aucun aliéné, aucun épileptique, aucun idiot. Il n'a souffert dans son enfance d'aucune maladie susceptible d'ébranler ultérieurement son système nerveux. Il allègue cependant que dans son jeune âge, il fut mordu par un chien enragé et que sa famille lui fit prendre un remède secret qui eut pour effet de l'hébéter et de lui vicier le sang. Ses crimes ne seraient, d'après lui, que

(1) *Vacher et les crimes sadiques.*

des accès de rage dus à cette morsure et à son traitement.

Or il a été établi que Vacher n'avait jamais été mordu par un chien enragé. Voici simplement ce qui s'était passé. Un jour le petit chien d'un garde s'élança sur Vacher, enfant, pour le caresser et le lécher à la figure ; quelques jours après ce chien fut abattu comme hydrophobe. La famille Vacher s'émut, une sœur sacrifia quelque argent gagné par son travail et acheta un de ces remèdes secrets qui passent pour préserver de la rage. On fit absorber à l'enfant le mystérieux contenu d'une grande bouteille et à la suite il serait resté hébété pendant quelque temps : il n'était plus comme tout le monde, dit-il, éprouvait de temps à autre le besoin de faire des fugues, et, plus tard, il se sentit comme enragé. Cette viciation du sang par le virus rabique ou le remède absorbé est tout simplement puérile et personne ne crut aux affirmations de Vacher ou de ses parents.

Vacher grandit à Beaufort, dans sa famille, sans que rien fît prévoir sa sombre destinée. Sans être très intelligent, il fit des études primaires et son instruction, très probablement développée chez les maristes et au régiment, peut être considérée comme passable.

D'un caractère sournois et porté aux violences, il brisait volontiers, coupait même, paraît-il, les jambes des animaux confiés à sa garde. Dans un accès de colère vindicative, il aurait tiré à plombs dans la direction de camarades qui auraient cherché à le faire tomber en tendant, la nuit. un fil de fer sur le chemin qu'il devait suivre.

Quand il fut grand, comme il ne se plaisait pas dans sa famille, il tenta de se mettre en service, mais ne put rester nulle part. Le côté menaçant de son caractère commença à se manifester, et, dès cette époque, un témoin déclare « que, à son avis, il n'aurait pas été prudent de le laisser seul avec des enfants ».

Ne réussissant pas à se caser, Vacher finit par échouer comme postulant chez les maristes de Saint-Genis-Laval, le 20 novembre 1887. Il avait alors dix-huit ans. Mais il quitta bientôt l'établissement, parce que, disent les frères, « nous ne le trouvions pas suffisamment sérieux et trop excentrique pour la vie religieuse » ; parce que, dit un autre témoin, « il avait masturbé ses camarades, et fut chassé. »

C'est du reste à cette même époque, qu'obéissant aux impulsions d'un génitalisme irrégulier, il tenta d'accomplir violemment sur un enfant un acte contre nature qui n'était probablement pas un essai.

C'est encore à cette période qu'il fut soigné successivement à Grenoble et à Lyon pour une blennorrhagie avec orchite qui amena en partie la perte du testicule gauche.

Guéri de son orchite, Vacher fit un voyage à Genève et tenta encore de se placer, mais, en raison de son mauvais caractère de plus en plus aigri, partout il se fit malvenir et finalement renvoyer. Il menaça un jour d'attendre un de ses patrons avec un couteau, mais celui-ci ne s'en émut pas, car il pensait, dit-il, que Vacher « devait avoir une araignée dans le plafond ».

« Avant d'entrer au régiment, disent textuellement les médecins experts dans leur rapport. Vacher avait donné des preuves certaines d'une tendance aux actes d'immoralité avec inversion des instincts. en même temps que, par ses allures louches, il faisait naître la méfiance et justifiait l'opinion que peut-être il avait le cerveau quelque peu malade. »

Observons maintenant Vacher au régiment, où il entre en 1891.

Il se conduit d'abord assez bien, mais non sans laisser voir ses tendances sournoises et vindicatives. Il ne cessait de se plaindre aux officiers des misères que, disait-il, on lui faisait. En réalité, ses camarades qui ne l'aimaient pas, le brimaient volontiers, et les officiers durent souvent intervenir. En revanche, il ne buvait pas, on ne le voyait pas à la cantine. il ne manifestait pas non plus un goût excessif pour les femmes. Peu difficile dans ses choix, il n'allait pas dans les maisons publiques, il préférait les rouleuses de rempart. les rôdeuses de trottoirs, les femmes en chambre. On le tenait pour un ours et on l'appelait le fou. « Je savais, dit le lieutenant Grimfelder. qu'on l'appelait le fou. et j'avais appris par la rumeur publique qu'étant élève caporal. il n'avait pu obtenir sa nomination de caporal, que, désespéré, il s'était entaillé la gorge avec un rasoir ; que, transporté à l'infirmerie, il avait écrit une lettre de réclamation au colonel et que ce dernier, après examen et interrogatoire, avait reconnu qu'il savait très bien sa théorie et l'avait nommé caporal. » Un autre témoin raconte cet incident d'une manière un peu différente : « En 1891.

au départ de la classe, Vacher, qui avait suivi le peloton. furieux. le soir de nomination. de ne pas être nommé caporal, faisait en mon absence du tapage dans la chambrée et en me menaçant. Etant arrivé à ce moment. je lui imposai le silence. Comme il tenait un rasoir en ses mains, il a bondi sur moi pour m'en frapper ; mais, aidé des hommes de la chambrée, nous l'avons désarmé, et, le même soir, sur l'avis de l'aide-major. Vacher a été conduit à l'infirmerie du corps où il a passé la nuit ; le lendemain, il a été dirigé sur l'hôpital mixte de Besançon où il est resté en traitement pendant huit jours. Il a ensuite obtenu, je crois, un congé d'un mois et c'est à sa rentrée au corps qu'il a obtenu sa nomination de caporal. »

Dès lors, les mauvais instincts de Vacher se font jour de plus en plus, et sa tendance meurtrière éclate à tout propos. Un jour, un sous-officier le plaisante. Il se lève de son lit, saisit un banc de troupe dont il voulut le frapper. Le sous-officier dut tirer son épée pour se défendre. « Cet homme, dit un autre sous-officier en parlant de Vacher, était un halluciné ; nous le prenions pour un fou. Un jour. à propos d'une discussion très futile. il me courut après, armé d'une paire de ciseaux de tailleur. me menaçant de me couper le cou. »

Quand Vacher fut devenu caporal. il allait volontiers dans les chambrées se battre avec les hommes qu'il prenait en faute. Du reste. il inspirait une véritable terreur aux hommes qui couchaient dans sa chambrée. car il les menaçait fréquemment de leur couper le cou avec un rasoir qu'il portait constamment dans sa poche. On le craignait tellement qu'un de ses voisins de lit couchait avec une hache sous son oreiller pour se défendre, en cas d'agression, de Vacher.

Un jour, Vacher absorbe un demi-litre d'eau-de-vie, entre dans une sorte de fureur et menace de tuer tous ses camarades avec son épée-baïonnette. « Je me rendis auprès de lui, déclare un témoin, et lui arrachai des mains la bouteille qui contenait encore un peu d'eau-de-vie, et, comme je lui faisais des observations, pour toute réponse il fouilla dans ses poches et sortit un rasoir qu'il ouvrit en poussant un cri de bête fauve. Je n'ai jamais entendu un homme crier de cette façon. » Le même témoin ajoute : « Je ne sais quelle était l'intention de Vacher à ce moment, mais, pour éviter quoi que ce soit, je lui saisis les deux poignets et, aidé de quelques hommes, je parvins, avec la plus grande difficulté, à lui enlever le rasoir qu'il tenait convulsivement dans ses mains. Dès qu'il fut désarmé, Vacher tomba comme une masse à terre, où il demeura raide comme un morceau de bois. J'ai fait immédiatement prévenir le médecin-major qui le fit conduire à l'infirmerie. »

Poursuivi par une sorte de manie de la persécution, Vacher ne voyait autour de lui que des mouchards ou des gens qui cherchaient à lui nuire. L'état d'énervement dans lequel il se trouvait lui causait des insomnies pendant lesquelles il monologuait avec des gestes menaçants, et le moindre froissement qu'il avait pu éprouver avec ses camarades ne faisait qu'augmenter cet état de surexcitation. Vacher parlait alors de leur couper le cou avec un rasoir. Ses camarades ne se couchaient plus alors sans craindre pour leur vie et plaçaient leur épée-baïonnette à côté d'eux. « Pendant dix à quinze nuits consécutives, dit un témoin, il s'éveillait, se levait, ou restait accoudé dans son lit, prononçant des paroles incohérentes. Je distinguais toutefois ces mots : « Sang !... Ils ne savent pas ce dont je suis capable... Je le tuerai... » Craignant qu'il ne pensât à me faire un mauvais parti, je me décidai à coucher avec mon sabre-baïonnette que je dissimulais sous mes draps. »

Vacher fut mis en observation à l'infirmerie et le docteur Grandgury assure qu'il fut pendant quelques jours sous l'influence d'idées noires avec délire de persécution. Envoyé en permission dans sa famille, il fut nommé sergent à son retour. Mais le docteur Grandgury ne tarda pas à constater de nouveaux troubles psychiques et Vacher fut de nouveau envoyé en congé de convalescence.

C'est pendant ce congé que Vacher commit son premier crime. Il alla, en effet, rejoindre à Baume-les-Dames, une jeune fille qu'il avait connue à Besançon et avec laquelle il voulait se marier. Ne pouvant triompher de ses refus, il se rendit auprès d'elle le 25 juin 1893, la blessa à la tête de trois coups de revolver, puis, tournant son arme contre lui-même, il essaya de se suicider en se tirant plusieurs coups de revolver. L'une des balles pénétra dans l'oreille droite où elle se trouve encore, amenant une surdité complète de ce côté.

Les blessures reçues par la victime n'entraînèrent

qu'une incapacité de travail de quinze jours. Quant à Vacher, il fut, en raison des signes de dérangement cérébral qu'il avait donnés au régiment, placé en observation à l'asile d'aliénés de Dôle. Les médecins de l'asile le déclarèrent irresponsable, comme atteint d'aliénation mentale et de délire de persécution et une ordonnance de non-lieu fut rendue en sa faveur.

Pourtant, font observer les médecins-experts, « la tentative d'assassinat suivie de suicide qui constitue l'affaire de Baume-les-Dames n'a pas très nettement le caractère d'un acte délirant. Elle semble plutôt le fait d'un homme violent et vindicatif, rendu furieux par les dédains imprévus d'une fille qu'il croyait bien à lui et peut-être aussi par l'alcool. L'acte d'ailleurs a lui-même été prémédité, comme le prouve nettement l'achat du revolver. On se trouve donc en présence d'un de ces crimes passionnels pour lesquels l'opinion publique se montre d'ordinaire assez indulgente. Dans l'espèce, et comme il l'a souvent répété depuis, Vacher pouvait d'autant mieux compter sur une condamnation bénigne, qu'il avait fait peu de mal à sa fiancée et que, par une tentative de suicide nullement simulée, il avait réussi à se loger une balle au moins dans l'oreille, en une région telle qu'un écart de quelques millimètres pouvait léser des vaisseaux importants et entraîner rapidement la mort. »

Mais, s'il était considéré par la justice comme irresponsable, Vacher devait, par cela même, être maintenu dans un asile d'aliénés. Aussi fut-il transféré comme aliéné dangereux à l'asile de son département d'origine, à Saint-Robert. Mais il y était à peine interné, que son état mental se transformait, tout indice de folie disparaissait, si bien que le 1er avril 1894, il sortait de l'asile de Saint-Robert entièrement guéri. Les sanglants attentats auxquels il va se livrer ne seront donc que la manifestation toujours identique de la même passion sadique et sanguinaire. Ils seront l'œuvre d'un monstrueux criminel et non d'un fou.

On va voir au récit de cette sanglante épopée que les victimes sont assaillies et tuées dans des conditions presques identiques : « Vacher n'improvise pas, dit le rapport des médecins-experts : il suit toujours la même méthode. Rôdeur infatigable, fuyant les cités et les villages, séjournant peu dans les agglomérations humaines quelconques, il va et vient sur les routes, à la lisière des forêts. Il s'avance sous bois « comme le chasseurs de bergers et de bergères », et attend du hasard ou de ses interminables pérégrinations la proie facile et qui, dans certaines conditions, ne peut lui échapper. Constamment en rut, il assouvit rapidement sa lasciveté bestiale, aussi bien sur les routes ou les chemins que dans les endroits écartés. Toute occasion qui se montre est une bonne fortune dont il veut profiter. »

Après avoir quitté, le 1er avril 1894, l'asile de Saint-Robert, Vacher se rendit à Saint-Genis-Laval, puis il se dirigea vers Grenoble en passant à Beaurepaire (Isère). C'est dans cette commune que, le 20 mai 1894, il a assassiné puis violé un jeune fille de vingt-un ans. Elle passait seule, le soir, dans un chemin isolé. Il se jeta sur elle, l'étrangla, puis lui coupa la gorge avec un couteau, la frappa violemment au ventre à coups de souliers et lui arracha une partie du sein droit. Il transporta ensuite sa victime, dont il avait déchiré les vêtements, derrière une haie et la viola.

Le corps ne fut découvert que le lendemain, mais l'assassin avait pris la fuite à travers champs et allait se placer dans une ferme aux environs de Grenoble. tandis que les soupçons se portaient successivement sur plusieurs jeunes gens de Beaurepaire, signalés à tort par l'opinion publique.

Des environs de Grenoble, Vacher se rendit dans la Bresse, puis il eut la pensée d'aller à Menton auprès d'une de ses sœurs fixée dans cette ville et par laquelle il espérait être recueilli. Au cours de ce voyage, qu'il effectuait en entier à pied, suivant son habitube, il rencontra, le 20 novembre 1894, sur le territoire de la commune de Vidauban. une enfant de treize ans, la fille d'un fermier. Elle était seule dans ce lieu isolé. Il la saisit au cou et l'entraîna dans une bergerie, puis il tenta de l'étrangler, lui coupa la gorge, l'éventra et lui arracha les seins, sans la violer, car l'hymen fut trouvé intact.

Son crime commis, Vacher s'éloigna à la hâte, capable, grâce à sa constitution physique, de parcourir de grandes distances, inconnu dans le pays, s'écartant des chemins ; sachant dissimuler sa marche, il était bientôt à l'abri des recherches.

Il lui fut ainsi possible de revenir à Grenoble. Il y séjourna trois mois à la ferme de l'hospice, puis il prit la résolution de se rendre à Paris, en passant par Dijon et Lyon. Il se trouvait aux environs de cette ville le 12 mai 1895. Il rencontra sur la route une jeune fille de dix-sept ans, originaire d'Etaube. Il se jeta sur elle, l'égorgea à coups de couteau, transporta son corps dans une friche longeant la route et essaya de mutiler les seins. Le cadavre fut retrouvé dans une cavité du sol, les jupes relevées sur la poitrine et les jambes écartées. Cependant il n'y avait pas eu de viol. On constata que les souliers de la victime et ses boucles d'oreilles lui avaient été enlevés. Il semblerait que, dans ce cas, l'assassin a été dérangé dans sa sinistre besogne et n'a pu assouvir complètement sa lubricité sanguinaire.

Après ce nouvel assassinat, Vacher, au lieu de continuer sa route sur Paris, revient sur ses pas. Il se place chez un fermier pour la saison des foins, et prend ensuite la route de Chambéry et d'Aix-les-Bains. Dans la matinée du 24 août 1895, à Saint-Ours (Savoie), il égorge dans sa maison une femme de cinquante-huit ans et la viole, puis il s'enfuit après avoir fermé la porte à double tour et enlevé la clef. On voit sur les vêtements de la victime des taches d'huile. Or, dans le sac de Vacher, on a trouvé un flacon d'huile, dont il n'a pu indiquer l'emploi, et les médecins-experts ont pu se demander si Vacher, qui avoue le viol, n'avait pas tenté sur sa victime un attentat plus odieux encore.

Quelques jours après ce crime, Vacher revient sur Benonces, et, le 31 août, y assassine un jeune berger âgé de seize ans. Après l'avoir incomplètement étranglé, il lui fait une large plaie au cou, puis l'éventre et lui mutile les parties génitales. Le cadavre a été mis à nu et souillé, bien que Vacher le nie. « Après l'avoir tué, je ne l'ai pas souillé, dit-il ; je l'ai mordu aux testicules. » On trouva, en effet, non loin du cadavre, un testicule bien dépouillé, des débris de scrotum, l'enveloppe cutanée de la verge. A ce propos, l'assassin a déclaré avec un cynisme et une hypocrisie rares : « J'aurais préféré abandonner certains détails en ce qui concerne certaines vilaines choses que j'ai faites, car je crains que l'exemple de ma maladie ne devienne nuisible à la moralité de la jeunesse. »

Après avoir traversé les départements de l'Ain et de l'Isère, Vacher passe dans la Drôme, et le 22 septembre, il égorge, à Truinas, une jeune fille de seize ans, d'un coup de couteau qui tranche le cou jusqu'à la colonne vertébrale. Il pratique ensuite sur son corps quelques mutilations et un commencement d'éventration, mais il semble avoir été dérangé dans sa sinistre besogne.

Tandis qu'un berger, atteint d'imbécilité, était arrêté pour cet assassinat, Vacher se rend dans le département de l'Ardèche et le 29 septembre, à Saint-Etienne-de-Boulogne, il assassine un autre berger de quatorze ans. Après l'avoir étranglé et égorgé, il pratique sur lui une éventration et une mutilation des organes génitaux, puis sur le cadavre il se livre au coït anal. Ces jeunes pâtres semblent allumer chez Vacher les désirs les plus lubriques et les plus sanguinaires.

Après ce crime, on perd la trace de Vacher jusqu'au 1er mars 1896. A cette date, on le retrouve dans la Sarthe, essayant de violer une enfant de onze ans, qui fut sauvée par l'arrivée d'un garde particulier accouru à ses cris. Frappé par Vacher d'un coup de pied au visage, le garde dut le laisser fuir. Un gendarme monté sur un vélocipède le rencontre, lui demande ses papiers, ne reconnait pas en lui l'inculpé signalé et le laisse continuer sa route.

Tandis que le parquet de La Flèche instruisait cette affaire, le parquet de Beaugé poursuivait Vacher pour vagabondage et coups et blessures, et le faisait condamner à trois mois d'emprisonnement.

On retrouve Vacher en juillet 1896 à Précy (Seine-et-Oise). Il prend ensuite la direction du Midi. Le 10 septembre, il assassine à Busset (Allier), une jeune femme de dix-neuf ans. Il l'étrangle, l'égorge comme ses autres victimes et lui enlève son alliance en or. Le cadavre fut trouvé dans les broussailles, étendu sur le dos, au bas d'une haie vive servant de clôture au pré. Les vêtements étaient déchirés, la chemise coupée jusqu'au dessus du nombril. Le corset décrocheté laisla poitrine complètement à découvert. Il semble bien que Vacher se disposait à éventrer ou à violer sa victime et qu'il a été dérangé dans sa besogne.

Quelques jours plus tard, le 1er octobre, dans la Haute-Loire, à la Varenne-Saint-Honorat, le sinistre chemineau tue une bergère de quatorze ans, dont le corps a été retrouvé dans un fourré de pins, de genets et de bouleaux. Il l'égorge, l'éventre et lui enlève les parties génitales externes par une incision qui entame les cuisses. Tout ce carnage est l'accomplissement ordinaire de sa lubricité.

On perd quelque temps Vacher de vue, puis on le

retrouve en février 1897, à Lacamie, dans le Tarn. Vers la fin de mai de la même année, il tue aux environs de Lyon, à Tassin-la-Demi-Lune, un jeune vagabond âgé de quatorze ans. Cet enfant avait quitté sa famille, qui avait cessé de se préoccuper de lui. Son cadavre ayant été jeté par le meurtrier dans le puits d'une ferme abandonnée, sa mort resta ignorée. Vacher a fait l'aveu de cet assassinat dans un moment de vanité et pour montrer la véracité de ses récits aux incrédules portés à penser qu'il se vantait de crimes qu'il n'avait pas commis. Il l'a étranglé, puis probablement éventré et souillé. Le corps ne fut découvert que le 25 octobre, à l'état de squelette.

Quelques jours plus tard, et encore dans le Rhône, à Courzieu-la-Giraudière, il tue le 18 juin un berger de treize ans. Entre onze heures et minuit, cet enfant menait des bœufs chez son maître. Il est assailli par Vacher, qui tente d'abord de l'étrangler, puis l'égorge et lui fait au bas-ventre une large plaie. Il traine ensuite le corps derrière une haie et se livre sur lui à un acte de pédérastie. Les experts affirment même que Vacher a pratiqué le coït anal sur l'enfant non encore mort, après lui avoir arraché un testicule. On a trouvé, en effet, les signes de l'introduction brutale d'un corps étranger dans l'anus, signes qui ne se produisent pas sur le cadavre, alors que les sphincters sont toujours relâchés.

Après ce crime, Vacher se dirige vers Lyon qu'il traverse et passe dans l'Isère ; il se fait arrêter à Champis en assaillant une femme qui put lui résister et appeler au secours. Il opposa une résistance acharnée.

Tels sont les crimes que Vacher a avoués, mais ce ne sont vraisemblablement pas les seuls qu'il ait commis. Lacassagne a recherché, en consultant l'itinéraire suivi par l'assassin, quels sont les crimes qui pourraient lui être imputés. Pour lui, Vacher, à son arrivée au régiment, était déjà un assassin.

Voici la série de crimes qu'on pourrait lui attribuer avec quelque vraisemblance : en juin 1888 une femme est décapitée à Joux (Rhône) et son cadavre dissimulé dans un bois ; en juillet 1888, à Chambérac (Haute-Loire) une jeune fille de quatorze ans est égorgée ; le 30 juin 1890, à Moiraves (Isère), on trouve dans une cabane le cadavre d'une fille de mœurs légères qui fréquentait les roulants, elle avait été étranglée et portait une blessure à la tête ; le 20 septembre 1890, à Vaucieux (Isère), une fillette de neuf ans est égorgée, éventrée et horriblement mutilée. l'assassin avait pratiqué une entaille au couteau dans le corps de la victime pour introduire le membre viril ; le 17 et 18 mai 1894 deux femmes furent assaillies aux environs de Beaurepaire par un individu qui n'était autre que Vacher ; le 14 avril 1895 une marchande d'oranges a été également assaillie par un individu dont le signalement correspond à celui de Vacher ; le 6 septembre 1895, dans l'arrondissement d'Autun, une femme d'une trentaine d'années est trouvée morte, la gorge coupée, la tête presque détachée du tronc, le meurtrier avait tenté de la violer ; le 18 mars 1897, une enfant de neuf ans est assassinée puis violée à Belfort ; enfin plusieurs tentatives de meurtre et de viol.

Vacher est-il l'auteur de tous ces crimes ? La chose est possible, mais non prouvée ; il est certain que plusieurs d'eutre eux doivent lui être attribués. Il avait une manière de faire, une pratique spéciale de l'assassinat qui permet en quelque sorte, rien qu'à l'examen de ses victimes, de dire : c'est lui. C'est qu'en effet Vacher n'improvise pas, il procède méthodiquement ; il ne tue pas comme le ferait un fou, en frappant d'une façon quelconque sa victime, s'acharnant sur elle, faisant des blessures de tous côtés, au hasard de sa furie. Il étrangle d'abord sa victime, puis la saigne au cou. Il se débarrasse ainsi de la personne vivante pour prendre possession du cadavre qu'il souille et mutile. Après l'assassin, le vampire. Les éventrations et les mutilations sont des blessures produites dans les mêmes conditions psychiques : c'était la période d'acharnement pendant laquelle Vacher frappait avec une sorte de rage. La prise de possession du cadavre l'exaltait : alors, mais seulement alors, il portait des coups un peu à l'aventure, bien que toujours localisés aux organes génitaux ou à leur voisinage. Même dans cet état d'agitation extrême, Vacher restait érotomane, car cette mutilation des organes génitaux est la marque vraiment sadique.

Vacher fut condamné à mort et exécuté à Bourges.

Sa tenue aux assises n'avait inspiré aucun sentiment de pitié. Sa mort ne provoqua même pas de la commisération. Cet homme qui s'était complu dans le spectacle de l'agonie de ses victimes a eu peur à ses derniers moments. Il n'est pas mort comme un fou, avec la superbe d'un mystique ou la dignité d'un individu qui se croit un martyr. Il est resté un révolté, puis la terreur l'ayant envahi, il est mort lâchement, donnant ainsi une dernière preuve que le glaive de la loi n'avait pas frappé un aliéné. Son autopsie est encore venue confirmer cette opinion : son cerveau ne présentait absolument aucune anomalie.

CHAPITRE VII

LE SADISME ET LA LITTÉRATURE

I. Le marquis de Sade.

« Le marquis de Sade, écrit le docteur Marciat (1), s'il n'est en rien comparable dans la vie pratique à Gilles de Rays, a été dans ses récits le théoricien ingénieux et le peintre épouvantablement imaginatif du plaisir sexuel accompagné de douleur. » A ce titre il mérite le parrainage qui lui a été attribué.

On ne sait rien de l'enfance du marquis de Sade. A quatorze ans il entra dans les chevau-légers, d'où il passa comme sous-lieutenant au régiment du roi. Il

(1) Le docteur Marciat a publié dans le beau livre du professeur Lacassagne (*Vacher et les crimes sadiques*) une étude très intéressante sur *Le marquis de Sade et le sadisme*. Il y réfute bien des légendes et cherche à rétablir les faits aussi exactement que possible. C'est à cette étude que nous avons emprunté une bonne partie des renseignements qui vont suivre.

gagna son grade de capitaine de cavalerie sur le champ de bataille, pendant la guerre de sept ans.

Il rentra à Paris vers 1763. Il avait déjà commis pas mal de folies de jeunesse. Son père résolut de le marier. Il semble, d'après les documents, qu'il fut marié à une femme qu'il n'aimait pas, à Mlle de Montreuil dont il aimait par contre la sœur cadette qui n'avait à cette époque que treize ans et que par la suite il fit tout pour posséder.

Dès lors l'évolution sadique commence chez le marquis. Il hait la femme : c'est comme une revanche des souffrances qu'il endure pour celle qu'il aime et dont il est séparé. Le milieu du reste le prédispose à cette évolution. « On avait trop joué avec les souffrances du cœur de la femme, disent Ed. et J. de Goncourt (1), pour n'être pas tenté de la faire souffrir plus sûrement et plus visiblement. Pourquoi après avoir épuisé les tortures sur son âme, ne pas les essayer sur son corps ? Pourquoi ne pas chercher tout crûment dans son sang les puissances que donnaient ses larmes ? C'est une doctrine qui naît, qui se formule. doctrine vers laquelle tout le siècle est allé sans le savoir. »

Moins d'un an après le mariage qu'on lui a imposé, de Sade, qui n'a que vingt-deux ans, est devenu un débauché fameux et il se fait emprisonner une première fois à Vincennes pour excès commis dans une petite maison.

Quelques années plus tard, il fut emprisonné une

(1) *La femme au* XVIIIe *siècle*.

seconde fois sur la plainte d'une prostituée, Rose Keller, sur laquelle il aurait commis des actes sadiques. Que s'était-il passé ? Il est bien difficile de le savoir exactement. Brière de Boismont (1) fait le récit suivant : « Peu d'années avant la Révolution, dit-il, plusieurs personnes qui passaient dans une rue isolée de Paris, entendirent de faibles gémissements qui partaient d'une pièce sise au rez-de-chaussée. Elles s'approchèrent. et, après avoir fait le tour de la maison, découvrirent une petite porte basse qui céda à leurs efforts. Elles traversèrent plusieurs pièces et arrivèrent dans une chambre du fond ; là, sur une table qui occupait le milieu de la pièce. était étendue une femme entièrement nue, blanche comme de la cire. pouvant à peine se faire entendre ; ses membres et son corps étaient fixés par des liens ; le sang lui coulait de deux saignées faites aux bras ; les seins. légèrement tailladés, laissaient échapper un liquide ; enfin les parties sexuelles, également incisées, étaient baignées de sang. Lorsque les premiers secours lui eurent été prodigués et qu'elle fut revenue de l'espèce d'anéantissement dans lequel elle se trouvait. elle raconta à ses libérateurs qu'elle avait été attirée dans cette maison par le fameux marquis de Sade. Le souper terminé, il l'avait fait saisir par ses gens et dépouiller de ses vêtements, coucher sur la table et attacher. Par ses ordres un homme lui avait ouvert les veines avec une lancette et pratiqué un grand nombre d'incisions sur tout le corps. Immédiatement tout le monde s'était retiré et

(1) *Gazette médicale de Paris*, 2 juillet 1849.

le marquis, se déshabillant. s'était livré sur elle à ses débauches habituelles. »

Le bibliophile Jacob raconte la scène d'une façon toute différente. D'après lui, Rose Keller fut garrottée et fustigée avec des circonstances obscènes.

Quant à Restif (1), il raconte que le marquis de Sade fit entrer Rose Keller dans une salle d'anatomie. Devant une nombreuse réunion, il aurait proposé de la disséquer. « Que fait sur la terre cette malheureuse? aurait-il dit; elle n'y est bonne à rien, il faut qu'elle nous serve à pénétrer tous les mystères de la structure humaine. » On l'avait attachée sur la table de dissection, et le marquis, faisant office de dissecteur, avait examiné toutes les parties du corps de la patiente. en annonçant à haute voix les résultats que donnerait l'opération anatomique. La femme poussait des cris terribles, et la compagnie s'était retirée pour éloigner les domestiques avant de commencer la dissection ; la malheureuse avait brisé ses liens et s'était enfuie par la fenêtre.

S'agissait-il d'une plaisanterie macabre ou bien Rose Keller a-t-elle vraiment subi des sévices ? Il serait bien difficile de le dire. Toutefois, l'affaire fit du bruit. et de Sade fut arrêté pendant six semaines et dut payer cent louis à cette fille pour la décider à retirer sa plainte.

Le marquis se mit alors à fréquenter les gens les plus mal famés et les prostituées de la plus basse con-

(1) *Nuits*, 194e.

dition. Son beau-père le fit exiler en Provence. Alors, en juin 1772, se placent des faits qui me paraissent tout à fait invraisemblables. Le bibliophile Jacob raconte qu'un jour, à Marseille, il se rendit dans une maison de prostitution et fit avaler aux filles des pastilles de chocolat à la cantharide. « Ces filles, dit-il, se livrèrent aux plus infâmes prostitutions, à la vue du peuple accouru devant la maison. Deux filles moururent des suites de leur fureur impudique, ou plutôt des blessures que ces infortunées s'étaient faites dans une épouvantable mêlée. »

Cette expérience aurait été renouvelée par de Sade dans un autre milieu et précisément pour arriver à posséder sa belle-sœur, dont il était toujours amoureux.

Voici comment Bachaumont raconte les faits, à la date du 25 juillet 1772 : « On écrit de Marseille, dit-il, que M. le comte de Sade, qui fit tant de bruit en 1768 pour les folles horreurs auxquelles il s'était porté sur une fille, sous prétexte d'éprouver des topiques, vient de fournir dans cette ville un spectacle d'abord très plaisant, mais effroyable par les suites. Il a donné un bal où il a invité beaucoup de monde, et au dessert il avait glissé des fines pastilles de chocolat, si excellentes, que quantité de gens en ont dévoré. Elles étaient en abondance et personne n'en a manqué, mais il y avait amalgamé des mouches cantharides. On connait la vertu de ce médicament : elle s'est trouvée telle que tous ceux qui en avaient mangé, brûlant d'une ardeur impudique, se sont livrés à tous les excès auxquels porte la fureur la plus amoureuse. Le bal a dégénéré en une de ces assemblées licencieuses si renommées parmi les Romains ; les femmes les plus sages n'ont pu résister à la rage utérine qui les travaillait. C'est ainsi que M. de Sade a joui de sa belle-sœur, avec laquelle il s'est enfui pour se soustraire au supplice qu'il mérite. Plusieurs personnes sont mortes des excès auxquels elles se sont livrées dans leur priapisme effroyable, et d'autres sont encore incommodées. »

On sait que ces effets attribués aux cantharides ne sont qu'une légende. Il est probable que de Sade, qui croyait à leur efficacité érotique, a occasionné des empoisonnements, et c'est ce qui explique sa condamnation à mort par le parlement d'Aix sous le double chef d'empoisonnement et de sadisme.

L'arrêt fut cassé et le marquis put racheter sa tête par une amende de cinquante francs. Il se réfugia en Italie avec sa belle-sœur. qui mourut à l'âge de vingt-et-un ans.

A son retour, il fut enfermé à la prison de Vincennes par lettre de cachet, puis à la Bastille et à Charenton.

« A y regarder de près, dit le docteur Marciat. le marquis de Sade, avant le début de sa détention, avait eu une vie de débauché, mais ne différant pas de la vie d'un grand nombre de jeunes aristocrates, expression qui allait devenir fameuse.

« C'était probablement l'avis de sa femme, qui, à deux reprises, l'avait fait évader pendant sa captivité, lui portait ses repas et l'encre qui servit à écrire *Justine*.

« Une tendance à la cruauté, peut-être un peu plus accentuée que chez les autres, un grand mépris de la femme, un tempérament à besoins sexuels impérieux me paraissent constituer, à cette époque de sa vie, la personnalité du marquis de Sade.

« Un tel homme, intelligent plus que ses compagnons de débauche, ne subira pas une détention arbitraire de treize ans de durée, ne vivra pas de trente-huit ans à cinquante-un ans privé de toute satisfaction génitale sans révolte contre la société et ses lois, sans subir un éréthisme sexuel violent. Pourquoi s'étonner si l'écrivain qui est né de cette double influence est l'auteur de *Justine*, ce mélange de négations enragées de toutes les lois humaines et morales, et d'actes sexuels furieux ?

« Mirabeau, à la même époque, détenu aussi à Vincennes, écrivait des livres aussi licencieux que ceux de Sade.

« Il faut d'ailleurs ajouter que le marquis de Sade devint dès cette époque réellement un littérateur et un littérateur fécond, et que sa production littéraire n'a pas été seulement érotique mais, comme celle de Mirabeau, très variée. »

Quand le marquis de Sade sortit de prison, il avait près de cinquante ans ; il fut délivré en mars 1790 par décret de l'Assemblée constituante libérant les prisonniers d'état.

Quand il eut recouvré sa liberté, de Sade continua à écrire. On assure, d'autre part, qu'il continua à mener une vie de débauche, mais sans commettre d'actes sanguinaires. Il fréquentait les clubs et se donna tout entier aux idées de la Révolution. Pourtant,en décembre 1793, il aurait été emprisonné par ordre du Comité de la sûreté générale à la prison des Madelonnettes, puis à celle des Carmes, enfin à Picpus et aurait été rendu à la liberté le 9 thermidor.

Depuis thermidor jusqu'au consulat de Napoléon, il paraît avoir vécu sans incident et s'être retiré de la vie politique oratoire. D'ailleurs la domination des clubs était finie. Il resta cependant mêlé comme écrivain aux luttes. En thermidor de l'an VIII, il publia, sans nom d'auteur, *Zoloé et ses deux acolytes,* qui est un pamphlet très violent contre Joséphine de Beauharnais. Mme Talien, Visconti, Barras et Bonaparte lui-même. Ces personnages se livrent à des débauches variées, dans une petite maison organisée dans ce but.

« Qu'on n'oublie pas que nous parlons en historien, dit de Sade. Ce n'est pas notre faute si nos tableaux sont chargés des couleurs de l'immoralité, de la perfidie et de l'intrigue. Nous avons peint les hommes d'un siècle qui n'est plus. Puisse celui-ci en produire de meilleurs et porter à nos pinceaux les charmes de la vertu ! »

De Sade fut arrêté pour la publication de ce pamphlet et emprisonné sans jugement à Sainte-Pélagie d'où on le transféra à Bicêtre et définitivement à Charenton. « S'il n'avait pas publié un livre contre Joséphine de Beauharnais, dit encore le docteur Marciat, ses livres, d'ailleurs abominables, mais moins dangereux que le grand nombre de publications licencieuses contemporaines de *Justine*, ne lui auraient pas attiré l'effroyable supplice d'un emprisonnement de quatorze ans ».

A Charenton on le considérait comme dans un « perpétuel état de démence libertine ». Pourtant Royer-Collard déclare à plusieurs reprises qu'il n'est point fou. « Cet homme n'est point un aliéné, écrit-il au ministre de la police. Son seul délire est celui du vice et ce n'est point dans une maison consacrée au traitement médical de l'aliénation que cette espèce de délire peut être réprimée. Il faut que l'individu qui en est atteint soit soumis à la séquestration la plus sévère, soit pour mettre les autres à l'abri de ses fureurs, soit pour l'isoler lui-même de tous les objets qui pourraient entretenir et exalter sa hideuse passion. Or, la maison de Charenton, dans le cas dont il s'agit, ne remplit ni l'une ni l'autre de ces deux conditions. M. de Sade y jouit d'une liberté trop grande. Il peut communiquer avec un assez grand nombre de personnes des deux sexes encore malades ou à peine convalescentes, les recevoir chez lui ou les visiter dans leurs chambres respectives. Il a la faculté de se promener dans le parc et il y rencontre souvent des malades auxquels on accorde la même faveur. Il prêche son horrible doctrine à quelques-uns. il prête des livres à d'autres ; enfin le bruit général dans la maison est qu'il est avec une femme qui passe pour sa fille. »

Royer-Collard ne fut point écouté, et de Sade resta à Charenton où il mourut à l'âge de soixante-quinze ans.

Passons maintenant à l'analyse des écrits du fameux marquis.

Aline et Valcour ou le Roman philosophique est, parmi ses ouvrages, un des mieux connus. On y trouve déjà la description d'actes érotiques les plus singuliers avec la tendance constante à faire manifester la volupté au milieu de la souffrance, et avec l'aide de la perversité ou du crime.

« J'ai vaincu, j'ai déraciné, j'ai détruit dans mon cœur tout ce qui pouvait gêner mes plaisirs », dit un des personnages du roman. Il déclare que « les femmes ne sont bonnes qu'au lit et encore... » Puis : « J'ai quelquefois vu la tête étroite d'une femme avoir besoin d'être allumée par le tempérament pour l'exécution de ces sortes de choses. Il est inouï ce qu'on obtient d'elles dans ces moments d'ivresse, leur âme plus près de l'état de méchanceté pour lequel les a créées la nature, accepte alors plus facilement toutes les horreurs qu'on peut avoir besoin de leur proposer. » Et ailleurs : « N'est-il pas affreux, dira-t-on, de chercher des plaisirs avec celle qu'on accable de chagrins? Elle ne conçoit pas la liaison de tout cela, la chère dame ; elle n'entend pas d'abord que l'ébranlement causé par le chagrin sur la masse des nerfs détermine sur le champ à la volupté, chez les femmes, les atomes du fluide électrique, et qu'un individu de ce sexe n'est jamais plus voluptueux que quand il est saisi dans les pleurs. N'y eût-il d'abord que cela, un vieux mari comme moi serait très excusable d'employer, auprès de sa tendre épouse, tous les ressorts qui peuvent lui rendre ce qu'il ne doit plus attendre de sa vigueur... Voilà donc déjà pour le physique, mais la petite méchanceté de donner du chagrin a bien une autre jouissance morale... Ces voluptés seraient nulles pour moi sans l'aiguillon de la perfidie... Ne suis-je donc pas plus heureux en raffinant comme je fais, en ne me composant jamais de jouissances physiques qu'elles ne soient accompagnées d'un petit désordre moral ? »

Ce sadisme, le héros du roman le met en pratique avec sa femme et ses filles qu'il réussit à posséder. « L'amour, dit-il, n'est que l'épine de la jouissance, le physique seul en est la rose... Je vous étonnerais bien si je vous disais qu'il est peut-être possible de goûter des plaisirs plus vifs avec une femme qui vous hait qu'avec celle qui vous aime. »

On retrouve à peu près les mêmes idées dans *Les crimes et l'amour*. Dans cet ouvrage, comme dans le précédent, du reste, les personnages criminels sont décrits avec complaisance, mais comme des scélérats, et le personnage sympathique est d'ordinaire le personnage vertueux.

Il est d'autres ouvrages qui ont été attribués à de Sade. Malgré ses dénégations, trois sont manifestement de lui.

Dans *Justine* le vice et le crime triomphent partout et toujours sans châtiment pour les criminels. Justine résume elle-même ainsi le récit de ses tristes aventures : « Un sorcier, dans mon enfance, vint m'engager à commettre un vol, je le refuse, il s'enrichit. Je tombe dans une bande de voleurs, je m'en échappe avec un homme à qui je sauve la vie, pour récompense il me viole. J'arrive chez un seigneur débauché qui me fait dévorer par ses chiens pour n'avoir pas voulu empoisonner sa mère. Je vais de là chez un chirurgien incestueux et meurtrier à qui je tâche d'épargner une action horrible : le bourreau me marque comme une criminelle : ses forfaits se consomment sans doute, il fait sa fortune et je suis obligée d'aller mendier mon pain. Je veux m'approcher des sacrements, je veux implorer avec ardeur l'Etre Suprême dont je reçois néanmoins tant de maux, le tribunal auguste où j'espère de me purifier dans l'un de nos plus saints mystères devient le théâtre sanglant de mon ignominie : le monstre qui m'abuse et me souille s'élève aux plus grands honneurs de son ordre et je tombe dans l'abîme affreux de la misère. J'essaye de sauver une femme de la fureur de son mari ; le cruel veut me faire mourir en perdant mon sang goutte à goutte. Je veux soulager un pauvre, il me vole. Je donne des secours à un homme évanoui, l'ingrat me fait tourner une roue comme une bête ; il me prend pour se délecter ; les faveurs du sort l'environnent et je suis prête à mourir sur un échafaud pour avoir travaillé de force chez lui. Une femme indigne veut me séduire par de nouveaux forfaits, je perds une seconde fois le peu de biens que je possède pour sauver les trésors de sa victime. Un homme sensible veut me dédommager de tous mes maux par l'offre de sa main ; il expire dans mes bras avant que de le pouvoir. Je m'expose dans un incendie pour ravir aux flammes un enfant qui ne m'appartient pas ; la mère de cet enfant m'accuse et m'intente un procès criminel. Je tombe dans les mains de ma plus mortelle ennemie qui veut me ramener de force chez un homme dont la passion est de couper des têtes ; si j'évite le glaive de ce scélérat c'est pour tomber sous celui de Thémis ; j'implore la protection d'un homme à qui j'ai sauvé la bourse et la vie ; j'ose attendre de lui de la reconnaissance ; il m'attire dans sa maison, il me soumet à des horreurs, il y fait trouver le juge inique de qui mon affaire dépend, tous deux m'outragent, tous deux hâtent ma perte ; la fortune les comble de faveurs et je cours à la mort. »

Cette rapide énumération ne donne qu'une pâle idée des violences subies par Justine, de la série interminable de scènes de débauche sanguinaire qui remplissent le livre.

Dans *Juliette*, on retrouve les mêmes scènes d'atrocités, mais Juliette en est l'inspiratrice et triomphe toujours. On y trouve décrits des soupers avec scènes de débauches sanguinaires.

On peut dire que *Philosophie dans le boudoir* est une sorte d'apologie du crime. Des scènes de débauche s'exécutent entre les quatre personnages. Dans le dernier chapitre, une femme, en présence et avec l'aide de sa fille, est soumise à de monstrueux actes de sadisme et finalement livrée à un domestique syphilitique.

La préface de ce livre est dédiée aux libertins. On y recommande aux femmes de mépriser « tout ce qui contrarie les lois divines du plaisir », aux jeunes filles de briser les préjugés ridicules de vertu et de religion, aux débauchés de n'écouter que leurs passions. « Convainquez-vous que ce n'est qu'en étudiant la sphère de ses goûts et de ses fantaisies, que ce n'est qu'en sacrifiant tout à la volupté, que le malheureux individu jeté malgré lui sur ce triste univers peut réussir à semer quelques roses sur les épines de la vie. »

Ainsi, pour de Sade, la seule règle de conduite, c'est la recherche de la volupté. D'où liberté absolue des actes sexuels quels qu'ils soient. « La pudeur est un sentiment sans fondement et condamnable, sinon la nature ne ferait pas naître l'homme tout nu. La continence est contraire à toutes les lois physiques et absolument inutile au bonheur de l'individu. Il y a plus : dans l'état de nature, les femmes sont vulvivagues et c'est par intérêt et par égoïsme que l'homme a pris et prend une femme. Il est aussi injuste de posséder une femme que de posséder des esclaves. Une femme appartient à tout le monde et, bien qu'elle soit un être libre, l'homme, précisément en raison de sa nature masculine particulière, a le droit de posséder, malgré elle, la femme qu'il désire. Celle-ci ne peut arguer de son amour pour un autre homme. « L'amour qu'on peut appeler la folie de l'âme » ne peut légitimer la constance, car la femme doit servir au bonheur de tous. De ce principe découlent des conséquences importantes. « Celui qui a le droit de manger le fruit d'un arbre peut assurément le manger mûr ou vert, suivant les inspirations de son goût. » Ce droit étant indépendant des effets produits, même nuisibles, l'homme peut prendre la femme à n'importe quel âge et sans considération de santé. Les femmes, à leur tour, comme dédommagement, peuvent se livrer à leur « tempérament de feu » et ont droit sur tous ceux qu'elles désirent (1). »

De Sade admet toutes les fantaisies en amour et

(1) Marciat. *Loc. cit.*

considère l'inceste et la sodomie comme légitimes. « Quel est le seul crime qui puisse exister ici ? dit-il, en parlant de la sodomie. Assurément ce n'est pas de se placer dans tel ou tel lieu, à moins qu'on ne voulût soutenir que toutes les parties du corps ne se ressemblent point et qu'il en est de pures et de souillées ; mais comme il est impossible d'avancer de telles absurdités, le seul prétendu délit ne saurait consister ici que dans la perte de la semence : or, je demande s'il est vraisemblable que cette semence soit tellement précieuse aux yeux de la nature qu'il devienne impossible de la perdre sans crime ? Procéderait-elle tous les jours à ces pertes si cela était ? Et n'est-ce pas les autoriser que de les permettre dans les rêves, dans l'acte de la jouissance d'une femme grosse ? »

Quant aux plaisirs de la cruauté, ils sont longuement décrits dans les œuvres du marquis de Sade et il est longuement disserté à leur sujet. « Une des idées fondamentales émises, dit le Dr Marciat, est qu'il n'est nullement nécessaire pour le plaisir de l'homme dans l'acte sexuel que la femme éprouve elle-même du plaisir. Désirer le plaisir de la femme est peut-être un adjuvant, du ressort de l'orgueil, mais l'orgueil est bien plus digne en obligeant la femme à songer à l'homme seul. L'égoïsme étant la grande loi de la nature, l'homme doit chercher tout ce qui accroit sa volupté, sans s'occuper des sensations des autres. D'autre part, il est si difficile de produire la sensation de plaisir de la femme, qu'il est bien plus sûr de la faire souffrir, si l'on veut augmenter son propre plaisir par une émotion violente. »

De Sade déclare lui-même : « Il ne s'agit pas de savoir si nos procédés plairont ou déplairont à l'objet qui nous sert, il s'agit seulement d'ébranler la masse de nos nerfs par le choc le plus violent possible ; or, il n'est pas douteux que la douleur affectant bien plus que le plaisir. les chocs résultatifs sur nous de cette sensation produite sur les autres seront d'une vibration plus vigoureuse. »

La cruauté envers la femme est encore justifiée pour d'autres motifs. La femme étant plus faible que l'homme, il ne peut y avoir entre eux de convention, donc de droit pour la femme. Si la nature avait créé l'homme et la femme pour le bonheur mutuel, elle n'aurait pas fait de faute de construction, ni fait de la femme « la plus mauvaise des créatures, constituée d'une manière dégoûtante ». Le plus fort doit travailler à sa félicité sans se préoccuper de celle de la plus faible et il peut y travailler par tous les moyens d'oppression.

D'ailleurs, selon les lois de la nature, le mâle, pendant le coït, violente. « La crise de volupté serait-elle une espèce de rage, si l'intention de cette mère du genre humain n'était pas que le traitement du coït fût le même que celui de la colère ?... Je sais bien qu'une infinité de sots ne se rendront jamais compte de leurs sensations. comprendront mal les systèmes que j'établis, mais que m'importe ces imbéciles, ce n'est pas pour eux que je parle. »

Pour compléter cette étude de la personnalité si

curieuse du marquis de Sade, il nous reste un mot à dire des actes de sadisme décrits dans ses ouvrages. Laissons encore la parole au Dr Marciat :

« L'imagination du marquis de Sade, dit-il, a été d'une fécondité déplorable dans cet ordre d'idées.

« La plupart des actes sexuels véritablement sadiques décrits ne peuvent être analysés aisément. Comme, d'autre part, il n'y a pas d'intérêt sérieux à ce que tant de folies sanguinaires soient précisées, je me bornerai à signaler quelques particularités d'ordre général.

« Les héros des livres de de Sade, fidèles à leurs maximes, essaient toujours de susciter la douleur morale ou physique autour d'eux pour augmenter leur excitation sexuelle.

« Ordinairement les deux douleurs sont provoquées. Ainsi Justine soumise à tous les viols physiques est une bonne chrétienne qui souffre du péché commis, qui souffre d'entendre blasphémer et d'écouter des théories immorales.

« Au point de vue des tortures physiques, la liste qu'on en pourrait dresser serait singulièrement longue.

« Les actes cruels vont de la morsure de la langue ou des mamelons au meurtre en passant par la flagellation jusqu'au sang, les piqûres, les blessures, la demi-strangulation, les saignées blanches, les morsures de chien, le déchirement des parties génitales avec les ongles, la crucifixion, etc.

« Un autre point à noter, c'est que les personnages de de Sade n'accomplissent guère que l'acte sodomique avec les femmes comme avec les hommes. Le coït normal est exceptionnel.

« L'œuvre de de Sade garde pour toutes ces raisons une place très particulière parmi les publications licencieuses si nombreuses. Mirabeau qui, prisonnier aussi, écrivait des livres légers, les a faits extrêmement voluptueux sans cruauté. Ceux de de Sade, écrits pour glorifier la volupté, seule souveraine à ses yeux, sont surtout terrifiants. Les héros, invertis, fétichistes, sanguinaires, manifestent leurs plaisirs par des blasphèmes, des cris de haine et des appels à la mort. »

II. Baudelaire.

Baudelaire fut-il un sadique ? S'il ne le fut pas dans la réalité, il semble bien qu'il le fut dans ses écrits.

Né d'un vieillard, Baudelaire avait senti de bonne heure « se tordre en lui des hérédités douloureuses ». Ce fut de bonne heure un anormal, un ami des singularités, des fantaisies bizarres, des jouissances rares, du difforme. « Ce qui n'est pas légèrement difforme, disait-il souvent, a l'air insensé ; d'où il suit que l'irrégularité, c'est-à-dire l'inattendu, la surprise, l'étonnement, sont une partie essentielle, la caractéristique de la beauté ».

Quelques auteurs affirment que Baudelaire est mort sans avoir communié avec Vénus. « Baudelaire connut la femme, affirme Cabanès (1), cela résulte à

(1) V. dans la *Chronique médicale* du 15 nov. 1902, son article : *Le sadisme chez Baudelaire*, article auquel nous

l'évidence des nombreux documents que nous ont conservés ses biographes et aussi les témoins de sa vie. Il eut des liaisons, éphémères pour la plupart, de nombreuses aventures, d'une nuit ou d'une semaine, jusqu'au jour où il fut pris, jusqu'aux mœlles, par une de ces « gaupes » qu'il avait jadis si vertement stigmatisées ».

Au fond, il méprisait les femmes qu'il considérait comme des êtres en même temps charmants et dangereux, bons à amuser un instant.

De Satan ou de Dieu, qu'importe ? Ange ou Sirène,
Qu'importe, si tu rends, fée aux yeux de velours,
Rythme, parfum, lueur, ô mon unique reine,
L'univers moins hideux et les instants moins lourds.

D'après Lombroso (1) il déclarait que les femmes sont des animaux qu'il faut enfermer, battre et bien nourrir. Il avait des liaisons amoureuses avec des femmes laides et répugnantes, des naines, des géantes, des disgraciées de la nature. Une de ses premières maîtresses fut une affreuse juive qui louchait horriblement, comme il le dit lui-même :

Elle louche, et l'effet de ce regard étrange,
Qu'ombragent des cils noirs, plus longs que ceux d'un ange,
Est tel que tous les yeux pour qui l'on s'est donné
Ne valent pas pour moi son œil juif et cerné.

empruntons une bonne partie des documents qui vont suivre.

(1) *L'Homme de génie.*

Après ce fut une fille de couleur avec qui il était allé vivre seul en Afrique. « Elle lui cuisait des ragoûts étrangement pimentés, dans un grand chaudron de cuivre poli, autour duquel hurlaient et dansaient des petits négrillons nus. »

Ses amours avaient presque toujours pour objet des femmes phénomènes, dit encore Cabanès. Il passait de la naine à la géante, et reprochait à la Providence de refuser souvent la santé à ces êtres privilégiés : il avait perdu quelques géantes de la phtisie et deux naines de gastrite. Il soupirait en le racontant, tombait dans de profonds silences et terminait par cette réflexion mélancolique : « Une des naines avait soixante-douze centimètres seulement. On ne peut tout avoir en ce monde. »

Tout le monde a lu *La Charogne*. Devant le cadavre où grouillent les vers et d'où le soleil fait jaillir d'horribles puanteurs.

Rappelez-vous l'objet que nous vîmes, mon âme,
Ce beau matin d'été si doux :
Au détour d'un sentier, une charogne infâme,
Sur un lit semé de cailloux,

Les jambes en l'air, comme une femme lubrique,
Brûlante et suant les poisons,
Ouvrait d'une façon nonchalante et cynique,
Son ventre plein d'exhalaisons.

Le soleil rayonnait sur cette pourriture,
Comme afin de la cuire à point,
Et de rendre au centuple à la grande nature
Tout ce qu'ensemble elle avait joint.

Puis il évoque, par un saisissant contraste, l'image de la femme aimée et lui fait entendre que c'est là le destin qui l'attend.

Et pourtant vous serez semblable à cette ordure,
A cette horrible infection,
Etoile de mes yeux, soleil de ma nature,
Vous, mon ange et ma passion.

Oui ! telle vous serez, ô la reine des grâces,
Après les derniers sacrements,
Quand vous irez, sous l'herbe et les floraisons grasses,
Moisir parmi les ossements.

Alors, ô ma beauté ! dites à la vermine
Qui vous mangera de baisers,
Que j'ai gardé la forme et l'essence divine
De mes amours décomposés.

Baudelaire représente l'Eros antique sous l'aspect « d'un démon aux yeux cernés par la débauche et l'insomnie, traînant, comme un spectre ou un galérien, des chaînes bruyantes à ses chevilles, et secouant, d'une main, une fiole de poison, de l'autre, le poignard sanglant du crime. »

Une de ses héroïnes, une fille amoureuse d'un carabin, souhaite le voir avec sa trousse et son tablier, et « même un peu de sang dessus ». Ailleurs, il décrit un boudoir voluptueux et sanglant où s'étale, dans sa nudité, le corps d'une femme décapitée, et pique dans sa narration ce détail si caractéristique : la jambe de la victime portait encore une jarretière et un bas de soie aux coins brodés d'or.

Ce n'est pas tout. Voici une page à peu près ignorée

et citée par Cabanès, où se trouve une véritable description du sadisme :

« Je crois que j'ai déjà écrit dans mes notes que l'amour ressemble fort à une torture ou à une opération chirurgicale. Mais cette idée peut être développée de la manière la plus amère. Quand même les deux amants seraient très épris et très pleins de désirs réciproques, l'un des deux sera toujours plus calme ou moins possédé que l'autre. Celui là ou celle-là, c'est l'opérateur ou bourreau, l'autre, c'est le sujet, la victime.

« Entendez-vous ces soupirs, préludes d'une tragédie de déshonneur, ces gémissements, ces cris, ces râles ? Qui ne les a proférés, qui ne les a irrésistiblement extorqués? Et que trouver de pire que la question appliquée par de soigneux tortionnaires? Ces yeux de somnambule révulsés, ces membres dont les muscles jaillissent et se raidissent sous l'action d'une pile galvanique, l'ivresse, le délire, l'opium dans leurs plus furieux résultats, ne nous en donneront certes pas d'aussi curieux exemples. Et le visage humain qu'Ovide croyait façonné pour refléter les astres, le voilà qui ne parle plus qu'une expression de férocité folle, ou qui se détend dans une espèce de mort. Car, certes, je croirais faire un sacrilège en appliquant le mot extase à cette sorte de décomposition. Epouvantable jeu où il faut que l'un des joueurs perde le gouvernement de soi-même !

« Une fois il fut demandé, devant moi, en quoi consistait le plus grand plaisir de l'amour. Quelqu'un répondit naturellement : à recevoir, et un autre : à se donner ; celui-ci dit : plaisir d'orgueil, et celui-là : plaisir d'humilité. Tous ces orduriers parlaient comme l'*Imitation de Jésus-Christ*.

« Enfin, il se trouva un impudent utopiste qui affirma que le plus grand plaisir de l'amour était de former des citoyens pour la patrie.

« Moi, je dis : la volupté unique et suprême de l'amour gît dans la certitude de faire le mal. Et l'homme et la femme savent, de naissance, que dans le mal se trouve toute volupté. »

Pour Baudelaire, volupté et cruauté sont donc des sensations identiques.

Etait-ce là vantardise de poëte, sadisme simplement littéraire? Baudelaire cherchait le bonheur dans les « paradis artificiels » : l'opium, le haschisch, le vin

> Qui sait revêtir le plus sordide bouge
> D'un luxe miraculeux...

Il cultivait, comme il le dit lui-même, son hystérie avec jouissance et terreur. Il avait avec cela une indulgence particulière pour l'amour unisexuel. Quoi d'étonnant à ce qu'il ait versé réellement dans le sadisme. Voici une anecdote rapportée par un de ses familiers (1), qui semble le prouver : « Nous nous trouvions, dit-il, dans je ne sais plus quelle brasserie, et le poète des *Fleurs du mal* racontait je ne sais quoi... d'énorme. Une femme blonde, assise à notre table, écoutait tout cela, les yeux écarquillés et la bouche ou-

(1) *Le Figaro* du 15 août 1880.

verte. Tout à coup, le narrateur, s'interrompant, lui dit : « Mademoiselle, vous que les épis d'or couronnent et qui, si superbement blonde, m'écoutez avec de si jolies dents, je voudrais mordre dans vous, et si vous daignez me le permettre, je vais vous dire comment je désirerais vous aimer. Au reste, vous adorer autrement me semblerait, je vous l'avoue, assez banal. Je voudrais vous lier les mains et vous pendre par les poignets au plafond de ma chambre ; alors, je me mettrais à genoux et je baiserais vos pieds nus. » Frappée de terreur, la blonde s'enfuit. Le poète était très sérieux. Il ne l'avait rêvée pendant un moment que pendue ; il nous en parla jusqu'à minuit. « Petite sotte, dit-il en s'en allant, cela m'eût été fort agréable. »

On ne surexcite pas ainsi son cerveau sans danger : Baudelaire a pu se trouver pris à son propre jeu. Du reste, il est mort aphasique.

Un autre poète du siècle n'a pas craint d'évoquer des scènes encore plus luxurieusement sadiques. Témoin ce sonnet :

Non ! non ! l'accouplement que je voudrais connaître,
Ce n'est plus aujourd'hui ce coït impuissant
Qui fouille un peu de chair et verse un peu de sang
Au bord d'une blessure où sa langueur pénètre.

Je veux, ô femme, entrer tout entier dans ton être ;
Il hurlera d'amour, ton ventre bondissant,
Comme hurle, trop pleine, une mère qui sent
L'effort intérieur d'un géant qui va naître.

C'est mon rêve : je veux dans ton torse en débris
Sentir mes os broyés et mes muscles meurtris
Sous les spasmes vengeurs de ta chair envahie.

Et dans ce rut suprême et ses derniers élans,
Je veux, pour féconder la vie avec ma vie,
T'éjaculer mon âme et mourir dans tes flancs.

III. « La bête humaine » d'Emile Zola.

Emile Zola a analysé de main de maître, dans son roman *La Bète humaine*, un type de sadique qui a presque la valeur d'une observation médicale. C'est un véritable document humain. Lisez cette page :

« Lui, ne l'écoutait pas, ne l'entendait pas. Il l'avait saisie, d'une étreinte brutale, il écrasait sa bouche sur la sienne. Elle eut un léger cri. une plainte plutôt, si profonde, si douce, où éclatait l'aveu de sa tendresse longtemps cachée. Mais elle luttait toujours, se refusant quand même, par un instinct de combat. Elle le souhaitait et se disputait à lui, avec le besoin d'être conquise. Sans parole. poitrine contre poitrine, tous deux s'essoufflaient à qui renverserait l'autre. Un instant, elle sembla devoir être la plus forte, elle l'aurait peut-être jeté sous elle, tant il s'énervait, s'il ne l'avait pas empoignée à la gorge. Le corsage fut arraché. les deux seins jaillirent. durs et gonflés de la bataille. d'une blancheur de lait, dans l'ombre claire. Et elle s'abattait sur le dos ; elle se donnait. vaincue.

« Alors, lui, haletant. s'arrêta, la regarda, au lieu de la posséder. Une fureur semblait le prendre. une férocité qui le faisait chercher des yeux autour de lui, une arme, une pierre. quelque chose enfin pour la tuer. Ses regards rencontrèrent les ciseaux luisants parmi les bouts de corde ; et il les ramassa d'un bond, et il les aurait enfoncés dans cette gorge nue, entre les deux seins blancs, aux fleurs roses. Mais un grand froid le dégrisait, il les rejeta, il s'enfuit, éperdu, tandis qu'elle, les paupières closes, croyait qu'il la refusait à son tour, parce qu'elle lui avait résisté. »

Et Jacques Lantier, notre sujet, s'enfuit dans la nuit mélancolique, pleurant sur sa passion abominable. « Voilà qu'il avait voulu la tuer, cette fille ! Tuer une femme ! Tuer une femme ! cela sonnait à ses oreilles du fond de sa jeunesse, avec la fièvre grandissante, affolante du désir. Comme les autres, sous l'éveil de la puberté, rêvent d'en posséder une, lui s'était enragé à l'idée d'en tuer une. Car il ne pouvait se mentir, il avait bien pris les ciseaux pour les lui planter dans la chair, dès qu'il l'avait vue, cette chair, cette gorge, chaude et blanche. Et ce n'était point par colère, non ! c'était pour le plaisir, parce qu'il en avait une envie, une envie telle que, s'il ne s'était pas cramponné aux herbes, il serait retourné là-bas, en galopant, pour l'égorger. »

Il cherche l'origine de son mal dans son hérédité, dans le détraquement cérébral de ses ancêtres. « Sa famille n'étant guère d'aplomb, beaucoup avaient une fêlure. Lui, à certaines heures, la sentait bien, cette fêlure héréditaire ; non pas qu'il fût d'une santé mauvaise, car l'appréhension et la honte de ses crises l'avaient seules maigri autrefois ; mais c'étaient, dans son être, de subites pertes d'équilibre, comme des cassures, des trous par lesquels son moi lui échappait, au milieu d'une sorte de grande fumée qui déformait tout. Il ne s'appartenait plus, il obéissait à ses muscles. à la bête enragée. Pourtant il ne buvait pas, il se refusait même un petit verre d'eau-de-vie, ayant remarqué que la moindre goutte d'alcool le rendait fou. Et il en venait à penser qu'il payait pour les autres, les pères, les grands-pères, qui avaient bu, les générations d'ivrognes dont il était le sang gâté, un lent empoisonnement, une sauvagerie qui le ramenait avec les loups mangeurs de femmes, au fond des bois. »

Il se remémore les premières manifestations de son instinct sanguinaire. « Il était âgé de seize ans, à peine, la première fois lorsque le mal l'avait pris, un soir qu'il jouait avec une gamine, la fillette d'une parente, sa cadette de deux ans ; elle était tombée, il avait vu ses jambes, et il s'était rué. L'année suivante, il se souvenait d'avoir aiguisé son couteau, pour l'enfoncer dans le cou d'une autre, une petite blonde, qu'il voyait chaque matin passer devant sa porte. Celle-ci avait un cou très gras, très rose, où il choisissait déjà la place, un signe brun, sous l'oreille. Puis, c'en étaient d'autres, d'autres encore, un défilé de cauchemar, toutes celles qu'il avait effleurées de son désir brusque de meurtre, les femmes coudoyées dans la rue, les femmes qu'une rencontre faisait ses voisines, une surtout, une nouvelle mariée, assise près de lui au théâtre, qui riait très fort, et qu'il avait dû fuir, au milieu d'un acte, pour ne pas l'éventrer. Puisqu'il ne les connaissait pas, quelle fureur pouvait-il avoir contre elles ? car chaque fois, c'était comme une soudaine crise de rage aveugle, une soif toujours renaissante de venger des injures très anciennes, dont il aurait perdu l'exacte mémoire. Cela venait-il donc de si loin, du mal que les femmes avaient fait à sa race, de la rancune amassée de mâle en mâle, depuis la première tromperie au fond des cavernes ? Et il sentait aussi, dans son accès, une nécessité de bataille pour conquérir la femelle et la dompter, le besoin perverti de la jeter ensuite sur son dos, ainsi qu'une proie qu'on arrache aux autres, à jamais. Son crâne éclatait sous l'effort, il n'arrivait pas à se répondre, trop ignorant, pensait-il, le cerveau trop lourd, dans cette angoisse d'un homme poussé à des actes où sa volonté n'était pour rien, et dont la cause en lui avait disparu. »

Pourtant Jacques arrive à posséder une femme qu'il aime sans la tuer. Il se croit guéri. Illusion vaine. Une nuit qu'il repose auprès de cette femme, sa passion farouche le reprend.

« Il ne voyait plus que ce couteau, un petit couteau à bout pointu. Le jour qui grandissait, toute la lumière blanche des deux fenêtres n'entrait maintenant que pour se refléter dans cette même lame. Et la terreur de ses mains les lui fit enfoncer davantage sous son corps, car il les sentait bien qui s'agitaient, révoltées, plus fortes que son vouloir. Est-ce qu'elles allaient cesser de lui appartenir ? Des mains qui lui viendraient d'un autre, des mains léguées par quelque ancêtre, au temps où l'homme, dans les bois, étranglait les bêtes.

« Pour ne plus voir le couteau, Jacques se tourna vers Séverine. Elle dormait très calme, avec un souffle d'enfant, dans sa grosse fatigue. Ses lourds cheveux noirs, dénoués, lui faisaient un oreiller sombre, coulant jusqu'aux épaules : et, sous le manteau, entre les boucles, on apercevait sa gorge, d'une délicatesse de lait, à peine rosée. Il la regarda comme s'il ne la connaissait point. Il l'adorait cependant, il emportait partout son image, dans un désir d'elle, qui souvent l'angoissait, même lorsqu'il conduisait sa machine ; à ce point qu'un jour, il s'était éveillé, comme d'un rêve, au moment où il passait une station à toute vapeur, malgré les signaux. Mais la vue de cette gorge blanche le prenait tout entier, d'une fascination soudaine, inexorable ; et en lui, comme une horreur consciente encore, il sentait grandir l'impérieux besoin d'aller chercher le couteau, sur la table, de revenir l'enfoncer jusqu'au manche, dans cette chair de femme. Il entendait le choc sourd de la lame qui entrait. Il voyait le corps sursauter par trois fois, puis la mort le raidir, sous un flot rouge. Luttant, voulant s'arracher à cette hantise, il perdait à chaque seconde un peu de sa volonté, comme submergé par l'idée fixe, à ce bord extrême où, vaincu, l'on cède aux poussées de l'instinct. »

Le malheureux se jette hors du lit, s'enfuit, éperdu, dans la rue, son couteau à la main, pour tuer la première femme qu'il rencontrerait. « Depuis qu'il avait quitté la chambre, avec ce couteau, ce n'était plus lui qui agissait, mais l'autre, celui qu'il avait senti si fréquemment s'agiter au fond de son être, cet inconnu venu de très loin, brûlé de la soif héréditaire du meurtre. Il avait tué jadis, il voulait tuer encore. »

Mais Jacques ne trouva pas l'occasion favorable

pour mettre à exécution son farouc › projet ce soir-là. Et c'est précisément la femme aimee qui tombe victime de sa passion de meurtre. La description de la scène du meurtre est admirable de vérité.

« Jacques, sans se retourner, de sa main droite, tâtonnante en arrière, avait pris le couteau. Et, un instant, il resta ainsi, à le serrer dans son poing. Etait-ce sa soif qui était revenue, de venger des offenses très anciennes, dont il aurait perdu l'exacte mémoire, cette rancune amassée de mâle en mâle, depuis la première tromperie au fond des cavernes ? Il fixait sur Séverine des yeux fous, il n'avait plus que le besoin de la jeter morte sur son dos, ainsi qu'une proie qu'on arrache aux autres. La porte d'épouvante s'ouvrait sur ce gouffre noir du sexe, l'amour jusque dans la mort, détruire pour posséder davantage.

« Elle renversait son visage soumis, d'une tendresse suppliante, découvrait son cou nu, à l'attache voluptueuse de la gorge. Et lui, voyant cette chair blanche, comme dans un éclat d'incendie, leva le poing armé du couteau. Mais elle avait aperçu l'éclair de la lame, elle se rejeta en arrière, béante de surprise et de terreur.

« — Jacques ! Jacques !... moi, mon Dieu ! Pourquoi ? Pourquoi ?

« Les dents serrées, il ne disait pas un mot, il la poursuivait. Une courte lutte la ramena près du lit. Elle reculait, hagarde, sans défense, la chemise arrachée.

« — Pourquoi ? mon Dieu ! Pourquoi ?

« Et il abattit le poing, et le couteau lui cloua la

question dans la gorge. En frappant, il avait retourné l'arme, par un effroyable besoin de la main qui se contentait. »

L'acte accompli, Jacques Lantier éprouve, en vrai sadique, une pleine satisfaction, sans aucun remords : « Enfin, enfin ! Il s'était donc contenté, il avait tué ! Oui, il avait fait ça. Une joie effrénée, une jouissance énorme le soulevait, dans la pleine satisfaction de l'éternel désir. Il en éprouvait une surprise d'orgueil, un grandissement de sa souveraineté de mâle. La femme, il l'avait tuée, il la possédait, comme depuis si longtemps il désirait la posséder, tout entière, jusqu'à l'anéantir. »

Ce type de Jacques Lantier n'est certainement pas sorti tel quel de l'imagination de Zola. Le romancier s'était documenté, car on n'imagine pas, on n'invente pas de pareilles figures.

CHAPITRE VIII

LE SADISME DANS L'HISTOIRE

L'histoire est remplie d'actes de cruauté monstrueuse, comme si la cruauté était un besoin ou mieux un instinct. Sans doute il serait erroné et exagéré de vouloir expliquer tous les cas de cruauté étrange et extraordinaire par la perversion sadique, et de donner le sadisme comme mobile à toutes les atrocités historiques.

La cruauté, en effet, naît de sources différentes et elle est en quelque sorte naturelle chez l'homme primitif.

La pitié est un phénomène secondaire ; c'est un sentiment acquis assez tard. L'instinct de combativité et de destruction qui, aux temps de la préhistoire, était une arme si précieuse, continue à produire ses effets dans notre société civilisée.

L'instinct de revanche peut aussi expliquer bien des atrocités. La torture du vaincu s'explique ainsi en partie par le sentiment de puissance qui demande à être satisfait par ce moyen. C'est à ce sentiment qu'obéissaient vraisemblablement les despotes assyriens, tous ces sombres Sargonides qui faisaient écorcher vifs leurs ennemis vaincus. Timour Lenk mettant à feu et à sang l'Asie, dressant une pyramide de têtes coupées aux portes de Delhi, n'était pas non plus un sadique, c'était un primitif chez qui dominait l'instinct de destruction et de combativité, et qui voulait montrer au monde sa puissance, comme Témoudjine qu'on appelait le Tchinguis-Khan ou maître impérieux, comme le hun Attila, comme le germain Genséric, comme tant d'autres conquérants, tueurs d'hommes incomparables, depuis le macédonien Alexandre jusqu'au corse Napoléon.

Pourtant Timour semble avoir aussi trouvé dans les tortures et le sang une sorte de volupté. On m'a montré à Samarcande son trône de justice. Au pied était une cuve en grès, avec des encoches sur les bords pour placer le cou de ceux que condamnait sa justice implacable. Les arrêts recevaient une exécution immédiate et sous ses yeux : il semble même qu'il s'y délectait. Et pourtant le terrible boiteux mongol était ami des arts et des lettres : ce fut lui qui fit de Samarcande la reine de l'Asie. Ce primitif aimait la poésie, les belles étoffes et les parfums, les bijoux ciselés et les pierres précieuses, les coupoles revêtues de briques bleues et or.

Certes, parmi ces conquérants, monstres lâchés sur l'Europe et l'Asie, la majorité n'étaient point des sadiques. Ils tuaient comme si tuer eût été pour eux une fonction : ils n'y éprouvaient que la satisfaction de leur impérieux besoin de domination et de destruction. La sexualité n'était pour rien dans leurs atrocités.

Mais, plus tard, quand la civilisation fut plus avancée, aux époques de décadence principalement, d'autres monstres surgirent qui eux aussi tuèrent, mais tuèrent pour ébranler leurs nerfs blasés ou satisfaire une lubricité sanguinaire. Tibère aimait à faire souffrir et, dans sa vieillesse, il avait besoin de cet excitant pour réveiller sa sexualité. Suétone a raconté les horreurs et les crimes qu'il commit dans sa retraite de Caprée. Les femmes de Naples, qui à cette époque était encore Parthénope, l'appelaient le bouc de Caprée.

Néron se délectait aux scènes sanglantes du cirque, goûtait un plaisir malsain à voir martyriser les chrétiens et commit des actes d'un sadisme effréné. Caligula. Hélagabale, Caracalla et tant d'autres eurent de ces passions monstrueuses, ne trouvant plus la volupté que dans le sang et l'agonie.

Ces mêmes ignominies se rencontrent chez les empereurs corrompus de Byzance dont les palais virent des scènes affreusement érotiques et sanguinaires. Ce furent des temps terribles, une épopée de boue et de sang.

Que d'atrocités furent commises aussi derrière les murs du Kremlin par ces tsars terribles et barbus que le peuple de Moscou subissait avec épouvante. On parle encore en frémissant d'Ivan le Terrible. On sait que son fils Dimitri éprouvait une jouissance particulière dans le spectacle des convulsions et du sang des moutons, des poules et des oies qu'on tuait devant lui.

C'était chez lui comme un reflet atténué et honteux des cruautés ancestrales.

Et tous ces sultans féroces de Stamboul, depuis Bayezid jusqu'au pitoyable Abdul-Hamid Khan II ! Et ces monarques espagnols parmi lesquels on compte Pierre le Cruel ! Etaient-ce des sadiques tous ces tigres altérés de sang ?

De nos jours on voit encore des roitelets africains pour qui les supplices et les agonies sont un régal. Il y a quelques années seulement, au Dahomey, Béhanzin passait des journées entières à regarder tomber des têtes dans un bassin d'airain.

Si tous ces monarques n'étaient pas des sadiques à proprement parler, il est certain que la douleur avait pour eux un attrait particulier, peut-être une volupté. Or, selon Baudelaire, cruauté et volupté sont des sensations identiques.

CHAPITRE IX

LE SADISME DES FOULES

« Il y a évidemment beaucoup d'individus pour qui, malgré ou peut-être grâce à leur vive pitié, tout ce qui se rattache à la mort et aux souffrances exerce une force d'attraction mystérieuse. Ces individus cèdent à un instinct obscur et, malgré leur répugnance intérieure, cherchent à s'occuper de ces spectables ou, faute de mieux. des images et des circonstances qui les retracent. Cela n'est pas proprement du sadisme, tant qu'aucun élément sexuel n'entre en scène, bien que des fils mystérieux, nés dans le domaine de l'inconscience, puissent relier ses phénomènes à un fond de sadisme ignoré (1). »

Comment sans cela expliquer l'attrait des foules pour les scènes de cruauté et de carnage ?

Nous avons déjà dit, dans un autre chapitre, la satisfaction presque voluptueuse que les soldats éprouvent pendant les batailles. Leur sexualité en est comme exaltée et ainsi s'expliquent les viols monstrueux et sadiques qui suivent. viols accomplis avec

(1) Krafft-Ebing. *Loc. cit.*, p. 118.

une véritable rage et un réel besoin de souffrance et de sang. Il est rare que le soldat se contente de violer ; généralement il tue après ou mutile. P. Vigné d'Octon raconte que, dans une de nos guerres avec les noirs d'Afrique, un officier commit un acte abominable : il prit une fillette. lui ouvrit le ventre avec son sabre et dans la plaie sanglante et palpitante accomplit l'acte sexuel. Etait-il un sadique antérieurement ? La chose est possible ; mais il est probable que l'ivresse du combat, la vue du sang, des morts et des mourants, n'a fait qu'aiguiser son penchant et le porter à son paroxysme.

Pendant les troubles de la Révolution, la foule se livra sur les cadavres des femmes à des viols, à des actes qui n'étaient que du sadisme et qui s'étaient brusquement fait jour à la vue du sang et des supplices et par une sorte de contagion.

« Dans la nuit du 2 au 3 septembre 1792, dit J. Michelet, on fit subir un hideux supplice à une femme. C'était une bouquetière bien connue du Palais-Royal. détenue pour avoir mutilé un garde-française, à la façon d'Abailard. La plupart de ces femmes et filles du Palais-Royal étaient royalistes, regrettant le beau temps, les nobles qui les payaient mieux.

« On supposa que celle-ci. royaliste, autant que jalouse, avait voulu avilir un amant révolutionnaire. outrager en lui la révolution. On la punit par le sexe autant que possible ; on lui passa un bouchon de paille dans les parties naturelles, comme on en met aux choses à vendre. La malheureuse, s'agitant dans cette extrême douleur, on l'attacha toute nue à un poteau et on lui cloua les pieds : puis on lui coupa les seins et on mit le feu à la paille. »

Voici, d'autre part, l'assassinat de Mlle de Lamballe, le 3 septembre 1792. « Elle expirait à peine, que les assistants, par une indigne curiosité, qui fut peut-être la cause principale de sa mort, se jetèrent dessus pour la voir. Les observateurs obscènes se mêlaient aux meurtriers, croyant surprendre sur elle quelque honteux mystère qui confirmât les bruits qui avaient couru. On arracha tout, et robe, et chemise ; et nue, comme Dieu l'avait faite, elle fut étalée au coin d'une borne. Cependant, soit pour augmenter la honte et l'outrage, soit de peur que l'assistance ne s'attendrit à la longue, les meurtriers se mirent à défigurer le corps. Un nommé Grison lui coupa la tête ; un autre eut l'indignité de la mutiler au lieu que tous doivent respecter ; le barbare lui coupa ses parties sacrées ; ce pauvre mystère de la femme, que les assassins eux-mêmes auraient dû voiler de la terre, ils le mirent au bout d'une pique et le promenèrent au soleil.

« Le 4 septembre, les massacreurs forcent les portes de l'hospice des femmes : la Salpêtrière ; ils commencèrent par tuer cinq ou six vieilles femmes, sans nulle raison ni prétexte, sinon qu'elles étaient vieilles. Puis se jetèrent sur les jeunes, les filles publiques, en tuèrent trente dont ils jouirent, avant ou après la mort. Et ce ne fut pas assez ; ils allèrent aux dortoirs des petites orphelines, en violèrent plusieurs, dit-on, en emmenèrent même pour s'en amuser ailleurs. »

Vers le milieu de mai 1793, Théroigne de Méricourt passait sur la terrasse des Feuillants. Une horde de femmes qui avaient aperçu le député girondin Brissot, se mettent à hurler : « A bas les Brissotins ! » Théroigne veut intervenir ; elle est aussitôt entourée par les mégères qui, la saisissant à bras-le-corps, la dépouillent de ses vêtements et la fustigent publiquement.

C'est encore cet instinct de cruauté qui, aux jours d'exécutions capitales, attire une foule avide de voir au lieu du supplice.

Les combats de gladiateurs ne donnaient pas seulement aux Romains des sensations fortes et inaccoutumées. Ils y trouvaient une sorte de jouissance dont la sexualité n'était pas toujours exclue. Quand on martyrisait des vierges chrétiennes ou quand on les jetait aux bêtes du cirque, généralement elles étaient nues et on les outrageait publiquement, et le peuple de Rome, corrompu et blasé, exultait à la vue de ces scènes de cruauté lubrique.

On peut encore assister en Espagne à des courses de taureaux. Certes les amateurs, les afficionados, comme on dit tra los montes, apprécient l'adresse des toreros, la justesse de leurs coups, l'élégance de leurs évolutions. Mais la foule, la foule qui rit, qui vocifère et applaudit ? Elle n'aspire qu'à se repaître d'un spectacle cruel. Le véritable spectacle pour elle est la vue des chevaux éventrés, du sang répandu et rougissant le sable de l'arène.

J'assistais une après-midi à une corrida à la plaza de Carthagène. Les chevaux que montaient les picadores étaient relativement vigoureux ; affolés, ils n'obéissaient pas à leurs cavaliers et, malgré les coups des chulos, ils ne voulaient pas aller au taureau « pour se faire peindre en rouge ». Cela ne faisait pas l'affaire des spectateurs, car il n'y a pas de bonne course sans un grand nombre de chevaux éventrés. La foule hurlait, menaçante, jetait sur les picadores tous les objets qui lui tombaient sous la main. Les picadores durent se retirer. Au bout d'un moment ils rentrèrent montés sur d'invraisemblables haridelles que leurs jambes portaient à peine. Le premier qui se présenta au taureau fut éventré d'un coup de corne qui le déchira du poitrail jusqu'à l'arrière-train. Il s'affaissa avec son cavalier sur ses entrailles sanguinolentes. La foule trépignait, vociférait, applaudissait, exultait. J'ai rarement vu un spectacle plus écœurant et plus attristant que cette joie délirante provoquée par la douleur et l'agonie.

A. du Bois (1) a admirablement décrit une de ces scènes où la cruauté s'empare de la foule et la remplit de volupté. La scène se passe à Athènes.

« Le trajet du Muséon jusqu'au lieu fixé par le supplice, fut aussi pénible qu'il était long. Il fallait suivre la voie de Phalères, puis celle du Pnyx, traverser l'Agora, sortir de la ville par la voie du Lykabette et gagner le sommet de la colline par l'étroite route bordée de lauriers qui serpentait à son flanc septentrional.

« Dans ces quartiers aristocratiques nul ne se montrait sur les terrasses et toutes les maisons étaient clo-

(1) *Athénienne*, p. 337.

ses en signe de deuil. Mais la populace qui avait réclamé avec tant d'animosité l'application de la loi de Dracon, encombrait les rues trop étroites, mêlant dans ses clameurs injurieuses le nom du prisonnier et celui des principaux Eupatrides. Les speusiniens qui escortaient Glaucos ne purent le protéger contre la fureur de la foule qu'au prix des plus grands efforts ; chacun voulait porter un coup et crier une insulte au vainqueur d'Oropous.

« Sur l'Agora, les gardes crurent un instant qu'ils allaient être débordés et qu'on leur arracherait le polémarque ; toute la lie de la population était là : les esclaves, les métèques, les matelots du Pirée, les forgerons du Kydathénaïon, les courtisanes des Kinosarges et du Diomœ. Des petits enfants grimpant sur les statues qui environnaient la place, criaient des mots obscènes qui semblaient tomber des lèvres des glorieux ancêtres ; et elles avaient quelque chose d'effrayant pour Athènes, ces paroles honteuses que les voix de son avenir faisaient descendre des piédestaux de son passé. »

Le polémarque Glaucos devait être mis en croix. Au dernier moment, l'Athénienne Théa, sa femme et son amante, demande à mourir avec lui.

« Enfin des derniers rangs une voix s'éleva ; une femme — ce sont toujours elles qui ont de ces idées-là ! — une jeune femme aux yeux d'antilope, avait dit :

« — Crucifiez-les ensemble !

« Et du sein de la foule une clameur monta :

« — Crucifiez-les ensemble ! Crucifiez-les ensemble !

« Ils n'étaient que quelques-uns à crier cela.

« Les autres se taisaient: le silence est une approbation : quand on ne s'indigne pas devant une lâcheté, on est capable de la commettre.

« Les bourreaux hésitaient.

« L'épistate des Proèdres, Posidios, se trouvait sous la colonnade du temple d'Apollon ; ce fut à lui qu'ils s'adressèrent.

« Un silence anxieux plana un instant sur les spectateurs ; puis. d'abord faible,une acclamation s'éleva: Posidios, qui avait reconnu Théa, venait d'ordonner le double supplice.

. . . .

« L'un sur l'autre, face à face, elle sur lui, on les étendit sur la croix ; ils se taisaient ; leurs fronts étaient radieux ; mais jusqu'aux derniers rangs de la foule, on pouvait entendre l'effort plein d'angoisse de leur souffle haletant et précipité.

. . . .

« Enfin la croix fut dressée. Faite de deux troncs de pins que l'on avait revêtus d'une couleur noire,elle semblait énorme. Ses bras démesurés s'élevaient plus haut que le fronton du petit temple et les deux suppliciés dominaient les assistants de toute leur hauteur ».

A. du Bois a bien compris le rôle de la femme dans la cruauté des foules. C'est le plus souvent elle qui suggère le crime et le plus souvent l'assaisonne de sadisme plus ou moins déguisé. C'est une femme d'Athènes qui suggère le double crucifiement de Glaucos et de Théa dans une attitude obscène.

Pendant les troubles de la Commune, à Paris, en 1871, on trouva souvent des individus mutilés : on leur avait coupé la verge et on la leur avait placée dans la bouche. C'était là l'œuvre de femmes du peuple.

Dans nos guerres avec les peuplades noires de l'Afrique, nos soldats morts qui restent sur le champ de bataille, sont souvent retrouvés mutilés : les femmes indigènes leur coupent ou leur arrachent les organes génitaux.

On n'a pas oublié le drame qui s'est passé récemment, au cours d'une grève, dans le Nord de la France. Un contremaître était particulièrement détesté. Un jour il se trouva entouré par un groupe de femmes qui se mit à l'invectiver et à le menacer. Des cris de haine et de mort retentissaient à ses oreilles. Tout à coup une voix cria : « Il faut le châtrer ! » Ce fut une exclamation de joie : « Ah ! Oui! Le cochon, il en a assez fait, il faut le châtrer ! » Le malheureux contremaître fut saisi par ces forcenées lubriques, l'une d'elles ouvrit son pantalon et, tordant les organes génitaux, les arracha et brandit triomphalement cette chose sanglante au milieu des hurlements de haine et de triomphe.

Emile Zola a décrit, dans son roman *Germinal*, une scène de ce genre. « Autour du cadavre encore chaud, il y eut comme une danse infernale ; les femmes l'injuriaient, puis elles tournaient en le flairant, pareilles à des louves. Toutes cherchaient un outrage, une sauvagerie qui les soulagent. On entendit la voix aigre de la Brûlée : « Faut le couper comme un matou ! oui ! oui ! au chat ! au chat ! » Déjà la Mouquette le déculottait, tirait le pantalon, tandis que la Levacque soulevait les jambes. Et la Brûlée de ses mains sèches de vieille écarta les cuisses nues, empoigna cette virilité morte… elle finit par emporter le lambeau, un paquet de chair velue et sanglante, qu'elle agita avec un rire de triomphe : « Je l'ai ! je l'ai ! »… La Brûlée alors planta tout le paquet au bout de son bâton et le portant en l'air, le promenant, ainsi qu'un drapeau, elle se lança sur la route, suivie de la débandade hurlante des femmes. »

Pour les collectivités comme pour les individus, il semble bien que cruauté et volupté soient, dans certains cas, des sensations identiques.

CHAPITRE X

RESPONSABILITÉ DES SADIQUES

Deux points sont à envisager : le sadique est-il un anormal ? Est-il responsable ?

Le sadique est manifestement un anormal. Sa monstrueuse passion en fait un être à part. C'est généralement un moteur et un violent, atteint d'insensibilité morale et chez qui les tendances égoïstes sont poussées au suprême degré. « Celui qui sent, dit le docteur Et. Martin, et chez qui l'éducation des centres sensitifs par les amitiés longues et durables, par les devoirs et les charmes de la famille, a amené cette sensibilité exquise qui domine toute sa vie, a des règles en amour tout autres que le violent, le fort, le brutal. Chez le premier on remarque l'amabilité, la douceur, l'instinct caressant, chez le second le désir ne sera assouvi que par la brutalité d'un acte qui annihilera en même temps l'excitation de ses centres moteurs. Poussez cette disposition au suprême degré et vous arriverez à la conception de l'être qui fait précéder l'acte sexuel de l'assassinat de la personne qu'il veut souiller et en même temps de la mutilation des organes sexuels de ses victimes. »

C'est par cette particularité que le sadique est anormal, mais il ne s'en suit nullement qu'il soit irresponsable. L'homme de génie aussi est un anormal : a-t-on songé jamais à le rendre irresponsable ? Saint François d'Assise, saint Antoine de Padoue, sainte Elisabeth de Hongrie, furent aussi des anormaux dans l'exaltation de leur altruisme. Qui oserait dire qu'il ne sont pas responsables de leurs bonnes actions ? Ils sont comme l'épanouissement et la floraison de ce qu'il y a de meilleur dans notre humanité, tandis que les sadiques sont aussi comme l'épanouissement et la floraison de ce qu'il y a de plus mauvais. « Dans la chaine de l'humanité Titus est un anneau d'or et Caligula un anneau de fer ». Caligula est cependant responsable comme Titus.

Pour qu'un sadique puisse être considéré comme irresponsable, il faudrait qu'il eût tué sous l'influence d'idées délirantes ou bien qu'il eût été poussé par une impulsion irrésistible. Ce n'est généralement pas le cas du sadique. Ainsi Vacher était un raisonneur dont tous les actes étaient prémédités et pesés. Il n'y avait rien d'irrésistible, d'impulsif dans la façon de choisir ses victimes, de préparer le crime, de l'exécuter, de fuir après avoir fait disparaître les traces du crime.

Tout individu n'a pas droit aux satisfactions sexuelles qu'il désire. Qu'un individu commette un attentat à la pudeur sur une petite fille, il aura beau dire que la femme ne lui dit rien, qu'il ne peut obtenir de satisfaction réelle qu'avec une fillette, la loi lui répondra : c'est défendu, vous le savez et vous le comprenez, par conséquent vous êtes coupable. Pourquoi la loi se montrerait-elle plus indulgente pour le sadique ?

Le docteur M. de Fleury (1) écrit : « Vacher, le tueur de bergers, impulsif conscient, est véritablement une sorte de fou, encore que, pour les choses habituelles de la vie, il raisonne sans trop de divagation. L'excès même de ses forfaits doit le sauver de la main du bourreau ; s'il n'avait à sa charge qu'un assassinat, on le condamnerait à mort sans même lui faire subir d'examen médico-légal, mais il a tant de fois assouvi sa manie effroyable, et cela sans motif plausible, pour rien, pour le plaisir, qu'il faut le traiter comme une brute à la conscience confuse. Nous dirons donc qu'il n'est qu'à demi responsable, qu'il doit bénéficier des circonstances atténuantes, mais que, pour la sécurité publique, il ne devra plus jamais être mis en liberté. Il sera condamné aux travaux forcés à perpétuité. »

M. de Fleury semble n'avoir pas saisi l'âme de Vacher. Il ne tuait pas pour rien : il tuait pour la satisfaction d'un besoin sexuel monstrueux dont il avait parfaitement conscience. Et puis, il était responsable ou il ne l'était pas. S'il était irresponsable, il ne saurait plus être question de travaux forcés, mais d'asile d'aliénés. S'il était responsable pour un assassinat il l'était pour dix ou douze. Rappelons-nous ce que disaient Mottet et Brouardel à propos de l'affaire Mé-

(1) *L'Ame du criminel.*

nesclou : « L'énormité et l'étrangeté du crime n'impliquent nullement la supposition de la folie. » Vacher, comme la plupart des sadiques, était un anormal et un monstre, mais un monstre responsable.

Nous partageons pleinement l'opinion du professeur Lacassagne et avec lui, nous plaignons les médecins plus ou moins autorisés, grisés par les théories modernes de l'anthropologie criminelle, qui, sincèrement et sans hésitation, proclament la folie ou l'aliénation mentale de Vacher et sont tout disposés à lui donner non l'auréole du martyr, mais le titre de malade pour le faire entrer dans cette salle basse de morgue, sorte de Panthéon des criminels où, dit-on, Ménesclou et quelques autres ont trouvé place. »

CHAPITRE XI

MÉDECINE LÉGALE DU SADISME

Quand un médecin-expert se trouve en présence d'un cadavre, peut-il dire avec quelque vraisemblance s'il se trouve en présence d'un crime sadique ? En un mot le sadique a-t-il une façon de procéder qui permette de le reconnaître rien qu'à son œuvre ?

On n'a qu'à se reporter à la description que nous avons donnée dans les chapitres précédents des victimes de Jack l'éventreur et de Vacher pour se convaincre que dans la majorité des cas le médecin-expert pourra répondre.

Le sadique commence généralement par égorger sa victime : il la saigne au cou après l'avoir étranglée et l'avoir renversée à terre. C'est le procédé constant de Vacher. Mais ce n'est là que la première phase du drame sadique et, au point de vue médico-légal, elle n'a rien de caractéristique. Nombre de criminels procèdent ainsi, mais généralement ils s'en tiennent là, puisque, après tout, ils ne veulent que la mort de la victime. Le sadique veut davantage : il veut en jouir et pour cela il la mutile et la souille. Ces mutilations portent parfois sur la figure, mais plus souvent le sadique s'attaque au ventre qu'il ouvre, arrache les entrailles, les organes génitaux internes ou externes principalement ; quelquefois il taillade ou arrache les seins. Mais le viol ou la sodomie ne sont pas constants. Cela s'explique : pour certains sadiques le meurtre suffit à provoquer l'orgasme et l'éjaculation. D'autres fois le sadique a été dérangé dans sa sinistre besogne et il n'a pas eu le temps de souiller sa victime. Ainsi Vacher ne souillait pas toutes ses victimes et chez plusieurs d'entre elles l'hymen a été retrouvé intact. La mise en scène, la strangulation, l'égorgement, la vue du sang, l'entaille des chairs, tout cela était peut-être suffisant chez lui pour provoquer l'érection et l'éjaculation sans qu'il y eût intromission.

En somme, la vraie caractéristique du crime sadique est l'éventration et surtout la mutilation des organes génitaux.

CHAPITRE XII

LE REMÈDE

Nous ne pouvons rien contre le sadisme au point de vue individuel. Quand un individu se sent atteint de ce penchant monstrueux, c'est à lui qu'il appartient de faire tous les efforts, d'employer tous les moyens pour lutter contre cette passion sanguinaire. Car que peuvent l'éducation, les raisonnements les meilleurs et même la suggestion contre un instinct aussi puissant que l'instinct sexuel ?

Quand le sadique s'abandonne à son penchant, qu'il commet un délit ou un crime, nous ne pouvons que l'envoyer au bagne ou à l'échafaud.

Mais si nous ne pouvons rien contre le sadique lui-même pour le guérir, nous pouvons beaucoup pour le retenir dans la voie du crime et préserver ceux que son instinct sanguinaire menace.

« Depuis quelques années, écrit H. Bérard, l'opinion publique est vivement émue par les nombreux crimes et délits à la charge des vagabonds qui parcourent les campagnes de France. L'effroyable odyssée de Vacher, ce sinistre trimardeur, qui est allé per-

11.

pétrer ses épouvantables forfaits dans quinze départements, a fini par exaspérer nos populations rurales. Vacher, du reste, a de nombreux imitateurs et, dans le seul département de l'Ain, où ce bandit est venu finir ses pérégrinations, depuis son arrestation, deux crimes semblables aux siens ont été commis par ses pareils. »

Car le véritable vagabond c'est le chemineau, le trimardeur, coureur de grandes routes, venant on ne sait d'où, allant on le sait encore moins, car lui-même l'ignore le plus souvent, à l'affût de tous les mauvais coups, de toutes les mauvaises actions, en rébellion contre la société, prêt à tous les crimes, vraie bête fauve égarée en pays civilisé.

Il y a en France au moins deux cent mille de ces trimardeurs qui courent les routes à la recherche des deux satisfactions primordiales des natures animales : la faim et le plaisir sexuel. Ils commettent des vols, des attentats aux mœurs, des viols et aussi des assassinats.

C'est contre ceux-là qu'il faut sévir, ou au moins il faut les surveiller de près, car le nombre de crimes qu'ils commettent et qui restent impunis est invraisemblable.

« Nous demandons, dit Lacassagne, qu'on institue un juge d'instruction central qui résumera les dossiers de tous les crimes impunis et dont les auteurs sont inconnus. Il pourra grouper les faits similaires, mettre en évidence la nature des blessures, l'analogie des procédés employés, relever le signalement des individus vus dans le voisinage des lieux du crime.

« On a proposé toutes sortes de mesures : des maisons de refuge, des colonies de travail, la suppression de la gendarmerie et son remplacement par un corps de gardiens de la paix rurale.

« Ce sont des palliatifs, mais non des dérivatifs ou des modificateurs puissants de cette plaie sociale ».

Telle est vraiment la thérapeutique que l'on peut appliquer à ces cas de pathologie sociale.

DEUXIÈME PARTIE

VOLUPTÉ ET SOUFFRANCE

Le Masochisme.

CHAPITRE II

LES ORIGINES DU MASOCHISME

I. Volupté et douleur. L'Algophilie.

L'algophilie c'est la recherche de la douleur. C'est une perversion de la sensibilité qui fait que des sensations ou des impressions qui devraient être douloureuses ou pénibles ne le sont pas et sont au contraire accompagnées de plaisir.

Mais d'abord que faut-il entendre par douleur physique? Pour Ch. Richet, c'est une sensation particulière produite par un défaut d'harmonie entre l'excitation et le travail habituel du nerf, un défaut d'harmonie pouvant provenir soit d'une excitation trop forte, trop prolongée, ou d'une nature autre que celle que doit recueillir le nerf, soit qu'il y ait manque absolu d'excitation, soit enfin que l'excitation soit normale et le nerf malade.

D'après ces données on conçoit facilement que le plaisir et la douleur ne diffèrent pas essentiellement et ne sont pas l'opposé l'un de l'autre; au contraire, ce

tion de volupté ; celui qui en est atteint se plaît aux fantaisies de l'imagination qui lui dépeint des situations et des scènes de ce genre ; il cherche souvent à réaliser ces images et, par cette perversion de son penchant sexuel, il devient fréquemment plus ou moins insensible aux charmes normaux de l'autre sexe.

Le terme de masochisme a précisément été mis en circulation par Krafft-Ebing. parce que cette perversion se retrouve chez presque tous les héros des romans de Sacher-Masoch.

D. Stefanowsky (1) a proposé le terme de passivisme qui serait évidemment plus rationnel. Mais le terme de masochisme a prévalu.

D. Stefanowsky considère le passivisme comme une complète et absolue abdication de la volonté d'une personne au profit d'une autre personne, dans un but érotique. avec désir immense d'être abusé et maltraité par elle. C'est, en effet, dans cet abus de mauvais traitements que consiste la volupté suprême d'un masochiste ou passiviste. Ce sont les humiliations, les invectives. les coups reçus d'une femme qu'il désire avec avidité, parce que c'est le seul moyen pour produire une excitation sexuelle et le plonger dans un orgasme érotique.

En somme, le masochisme est le contraire et l'opposé du sadisme. La volupté du premier, c'est la volupté d'un bourreau ; la volupté du second, c'est la volupté d'un martyr.

(1) *Archives de l'Anthropologie criminelle*, 1892, n° 3, p. 294.

CHAPITRE PREMIER

DÉFINITION DU MASOCHISME

Ch. Féré (1) définit le masochisme une « anomalie de l'émotivité consistant dans la recherche de souffrances réelles ou imaginaires, soit pour exciter et faciliter le plaisir sexuel, soit pour constituer un véritable équivalent des excitations sexuelles provoquant l'orgasme. »

C'est une sorte d'algophilie sexuelle ; les individus qui en sont atteints ne trouvent de plaisir que dans des pratiques douloureuses ou honteuses ; ils n'aspirent qu'à jouer un rôle passif.

Par masochisme, Krafft-Ebing (2) entend « une perversion particulière de la vie sexuelle psychique qui consiste dans le fait que l'individu est, dans ses pensées et ses sentiments sexuels, obsédé par l'idée d'être soumis absolument et sans condition à une personne de l'autre sexe, d'être traité par elle d'une manière hautaine, au point de subir même des humiliations et des tortures ». Cette idée s'accompagne d'une sensa-

(1) *L'instinct sexuel*, p. 138.
(2) *Loc. cit.*, p. 122

sont plutôt deux degrés différents d'un même phénomène.

« L'aspect physique qui répond à la douleur et celui qui traduit le plaisir violent sont sensiblement les mêmes, dit P. Dheur (1) ; or, si on admet avec Braid que les expressions et manifestations des émotions sont intimement liées aux émotions correspondantes, on voit qu'il reste bien peu de chemin à faire pour arriver de la jouissance physique à la douleur. Ce qui prouve que plaisir et douleur sont des degrés d'un même phénomène dont les extrêmes se confondent. »

« Les sensations sont rarement simples dans la nature, continue le même auteur ; elles se composent à la fois d'impressions agréables et pénibles. Or, que pour une raison ou pour une autre, l'une ou l'autre de ces parties, composant la sensation, soit atténuée ou exagérée par l'organe qui est destiné à la recueillir, nous trouverons les variations les plus considérables de la sensibilité douloureuse. Ces variations peuvent être telles qu'une excitation douloureuse peut être accompagnée de plaisir dans certains cas. »

P. Dheur admet comme première raison d'être de l'algophilie la disparition de l'élément moral de la douleur. Une première jouissance voluptueuse se trouvant chez certains malades associée à la douleur, cette association devient par la suite indissoluble. Il en résulte qu'un plaisir donné étant pendant longtemps associé à une douleur donnée, l'habitude fixe cette manière et en fait un tout agréable. Il faut à certains

(1) *Les amoureux de la douleur.*

sujets une excitation forte pour préparer une tension particulière du système nerveux, condition *sine quà non* de certaines jouissances : il en résulte une association secondaire entre la cause et le plaisir produit.

D'autres fois l'algophilie est due au besoin qu'éprouvent certains sujets d'un retard ou d'un obstacle au plaisir, d'un assaisonnement sans lequel ce plaisir serait presque nul. D'autres fois la jouissance morale est exaltée par la douleur et les idées qui s'y rattachent. Dans certains cas ce besoin d'excitation forte se fait si impérieusement sentir que le manque de douleur devient lui-même si douloureux que l'on voit les sujets la réclamer avec insistance. Enfin, toujours d'après P. Dheur, la douleur physique peut être employée pour produire une excitation réflexe amenant la jouissance, et le sujet attribue directement ce pouvoir à la douleur.

L'algophilie pure n'existe guère que dans la dégénérescence mentale et la folie. Il n'est pas besoin de rappeler les mutilations que les aliénés pratiquent sur eux-mêmes. C'est là monnaie courante en psychiatrie. On a vu des malades se larder de coups de couteau, se trancher les organes génitaux, n'en éprouver aucune souffrance et déclarer même y éprouver du plaisir. Les auteurs du *Compendium de médecine* rapportent l'observation d'une prostituée qui éprouvait une vive sensation de plaisir chaque fois qu'on lui coupait des végétations qu'elle portait à la vulve. B. Ball assure que la plupart des morphinomanes, outre le besoin de la morphine, éprouvent un réel plaisir à se piquer avec l'aiguille de la seringue.

Chez les mystiques l'algophilie est fréquente et elle est facilement explicable. Lorsque le mystique souffre, il fait hommage de sa souffrance au Dieu pour lequel il souffre. Il sait que son holocauste sera agréable et il en éprouve lui-même par contre-coup un vif plaisir. L'écho de sa douleur retentit en lui sous une forme agréable et la douleur enfante le bonheur. De là chez les saints, les fakirs, les derviches, ces états de délicieuse souffrance où la volupté la plus idéale se trouve unie aux plus atroces douleurs. L'élément physique de la douleur tend à disparaitre, tandis que l'élément psychique est exalté dans le sens du plaisir. Aussi, plus la douleur physique est grande, plus la jouissance psychique s'accroît.

Transportez-vous un instant avec moi dans une de ces mystérieuses zaouïas où j'ai vu les Aïssaouas exécuter leurs dangereuses jongleries. Les fidèles récitent d'abord la prière en commun, puis les Aïssaouas la répètent seuls et bientôt ils ne répètent plus que le mot : Allah ! Allah ! C'est la manière d'être le plus agréable à Dieu que de prononcer son nom. Ils se tiennent enlacés sous les bras et se balancent d'une façon rythmée tantôt d'avant en arrière, tantôt de gauche à droite, les yeux vagues, saillants, le front couvert de sueur, répétant indéfiniment le nom d'Allah, jusqu'à ce qu'il ne sorte plus de leur poitrine qu'un son rauque et inintelligible.

C'est là une première préparation par la prière. Les musiciens entrent ensuite en scène, formant demi-cercle et face aux Aïssaouas. Ils portent d'immenses tambourins qu'ils ont soin de chauffer préalablement sur des réchauds pour mieux les tendre et donner plus d'intensité au son. Ils entonnent un chant rythmé et monotone, frappant à grands coups sur leurs tambourins. Ce bruit, assourdissant d'abord, finit par envelopper, entraîner, donner une sorte de vertige.

Alors des Aïssaouas se lèvent et se mettent presque nus. Ils ont l'air ivres et poussent des rugissements de fauves. Ils se penchent un instant au-dessus des réchauds sur lesquels on projette de la poudre de benjoin, puis ils se mettent à incliner la tête par un mouvement impossible à décrire. On dirait que les vertèbres du cou n'existent plus et que la tête, lancée en l'air par un ressort, retombe devant les épaules par son propre poids, pour être de nouveau rejetée en l'air ou de côté et recommencer sa course. L'Aïssaoua est alors complètement insensible et la douleur est pour lui une volupté : il mange des feuilles de cactus, mâche des étoupes enflammées, avale des scorpions et des serpents, se traverse la langue et les narines de longues aiguilles acérées, marche sur du fer rougi au feu, se couche sur la lame tranchante d'un sabre, s'enfonce un poignard sous la paupière et fait jaillir le globe de l'œil complètement exorbité.

Maintenant nous sommes à Scutari, sous les platanes du mont Boulgourlou, dans une petite mosquée : des derviches hurlent, clamant longuement, douloureusement le nom de Dieu. Allah ! Allah ! Le corps, entraîné dans un balancement rythmique d'avant en arrière ou bien de droite à gauche, les yeux convulsés, la prière s'échappe de leurs lèvres comme un hurlement et comme un sanglot. Allah ! Allah ! Ces hommes pourtant ne souffrent pas ou du moins ils chérissent leur souffrance : ils sont dans le ciel ; ils voient Dieu.

Sous les coups de fouet, Maria-Magdalena de Florence s'écriait : « Assez ! n'attise pas davantage cette flamme qui me dévore ; ce n'est pas ce genre de mort que je désire, il y aurait trop de plaisir et trop de charme. »

Elisabeth de Genton croyait, dans les mêmes conditions, épouser son Dieu : « O amour ! O amour infini ! criait-elle. Créatures, criez toutes avec moi : amour ! amour ! »

Sainte Thérèse décrit cet état avec une exactitude et un rare bonheur d'expression. « Telle est quelquefois l'intensité de la souffrance, dit-elle, qu'elle fait perdre le sentiment. Ce sont les suprêmes angoisses du trépas ; mais il y a, dans cette agonie de la souffrance, un si grand bonheur que je ne sais à quoi le comparer. C'est un martyre ineffable à la fois de douleur et de délire. »

Et ailleurs, racontant une de ses visions : « Le Seigneur, dit-elle, voulait que l'ange se montrât sous une forme sensible aux yeux de mon âme. Il n'était point grand, mais petit et très beau ; à son visage enflammé on reconnaissait un de ces esprits d'une très haute hiérarchie qui ne sont, ce semble, que flamme et amour.

« Je voyais, dans les mains de cet ange, un long dard en or, et portant un peu de feu à son extrémité. De temps en temps il le plongeait au travers de mon cœur et l'enfonçait jusqu'aux entrailles ; en le retirant il semblait me les emporter avec ce dard, et me laissait tout embrasée de l'amour de Dieu.

« La douleur de cette blessure était si vive qu'elle m'arrachait ces faibles soupirs dont je parlais naguère ; mais cet indicible martyre me faisait goûter en même temps les plus suaves délices, aussi je ne pouvais ni en désirer la fin, ni trouver de bonheur hors de mon Dieu. Ce n'est pas une souffrance corporelle, mais toute spirituelle, quoique le corps ne laisse d'y participer à un haut degré. Il existe entre l'âme et Dieu un commerce d'amour si suave qu'il est impossible de l'exprimer. »

Et ailleurs encore, sur le même sujet : « Les transports de cet amour étaient tels que je ne savais que devenir. Rien ne répondait à mes vœux ; mon cœur, à tout moment, était prêt d'éclater, et il semblait véritablement qu'on m'arrachait l'âme. »

Carré de Mongeron dit que les convulsionnaires de Saint-Médard trouvaient un attrait inexplicable dans la douleur et arrivaient, pour satisfaire leurs passions, à s'imposer des pénitences qui font frémir, surtout quand on pense que le plus souvent il s'agissait de toute jeunes filles.

Les stigmatisés sont des amoureux de la douleur de même ordre. Saint François d'Assise, Philippe Acqueria, Nicolas de Ravenne, Angèle de la Paz, Marie de Sarmiento éprouvent aux mains et aux pieds les plus voluptueuses des douleurs et en conservent les marques.

« Tous cherchent à porter leur croix, dit encore P. Dheur, à prendre part aux souffrances du Christ et ils partagent réellement ses tortures ; mais ces douleurs sont ce qu'elles n'ont jamais probablement été pour le Christ, ineffablement douces.

« Ce sont déjà là de veritables copies de la passion ; faisons un pas de plus et nous allons tomber en pleine folie mystique.

« Tout le monde n'a pas le don de souffrir les douleurs des stigmates, mais chacun peut souffrir le plaisir du crucifiement. Un degré de plus d'aberration intellectuelle et c'est bien simple : au lieu de passer une vie entière à poursuivre ce qu'on n'est pas sûr d'obtenir, on n'a qu'à se crucifier soi-même.

« Nous trouvons ainsi une longue liste de crucifiements : tel Mathieu Levat, le cordonnier de Venise ; tel cet étudiant en théologie de l'Université de Bonn qui s'était crucifié sur un arbre ; des paysans coupèrent l'arbre et le portèrent ainsi à l'hôpital. »

Vers 1756, parmi les nombreuses sectes de convulsionnaires, nées sous l'influence du moine Augustin, les figuristes se plaisent à se faire crucifier. La joie dans le regard. le sourire sur les lèvres, rapporte un témoin oculaire, ces filles s'étendent nues sur une planche et, après avoir reçu volontairement d'un des frères présents un outrage qui ne peut être éprouvé que par le sexe, elles se font laver les pieds et les mains et expirent souvent sur ce théâtre de douleur et de luxure.

« La nature, dit encore P. Dheur, a assuré la perpétuité de l'espèce. chez l'homme et les animaux, par un plaisir violent qui, dans certains cas, par son extrême acuité, confine presque à la douleur. »

Aussi, il n'est pas rare de voir des individus chez qui le plaisir génital se produit sous l'influence d'éléments qui pour d'autres seraient insuffisants ou même contraires. Cela s'explique. Les abus ou toute autre cause ont pu émousser la sensibilité des terminaisons sensitives érotogènes. Il faut alors des excitations fortes et douloureuses pour produire le plaisir ; puis, l'habitude aidant, le plaisir ne peut se poursuivre qu'au milieu des douleurs.

On sait, par les instruments ou objets oubliés et retrouvés dans le vagin, l'urèthre, le rectum, à quels moyens invraisemblables ont recours les masturbateurs.

Enfin, nous verrons plus loin que, chez nombre de masochistes, l'orgasme vénérien ne peut se produire qu'au milieu des mauvais traitements. Ceux-là sont des algophiles.

II. La servitude sexuelle.

Certains psychologues considèrent le masochisme comme une exagération pathologique de la cour faite aux femelles pour gagner leurs faveurs. Il peut en résulter consécutivement, de la part du mâle, une véritable servitude sexuelle le plaçant sous une dépendance plus ou moins complète de la femelle, au point de l'amener à tolérer ou commettre des actes qui compromettent ses intérêts ou sont contraires aux lois et aux mœurs. « La peur de perdre sa compagne, dit Krafft-Ebing, le désir de la contenter toujours, de la conserver aimable et disposée aux rapports sexuels, sont ici les mobiles qui poussent le sujet asservi. » Tous les maris qui vivent sous la domination de leurs femmes, tous les amants qui vivent sous la domination de leurs maîtresses, sont en état de servitude sexuelle, et le nombre en est grand.

Les poètes ont décrit et célébré cette dépendance de l'amant. Lisez Properce, Tibulle, Catulle. Properce aime Cinthie, une courtisane dont rien ne peut le détacher, bien qu'elle le déshonore dans toute la ville par des aventures scandaleuses. Tibulle aussi aime Délie d'un amour presque insensé. Catulle n'est guère plus sage et son amour pour Lesbie est celui d'un débauché sans courage. Enchaîné dans des liens honteux, il ne peut s'en détacher ; il a beau se dire : « Lesbie est infidèle, sois assez sage pour l'imiter. Cesse, Catulle, de poursuivre qui te fuit, renonce au lien qui fit ton malheur, oppose aux dédains de la perfide le mépris de l'indifférence » ; il a beau lui dire un éternel adieu : « Adieu, Lesbie, désormais Catulle est insensible et ne t'importunera plus de ses instances amoureuses » ; il a beau écrire à ses amis Furius et Aurelius qu'il méprise l'infidèle, Catulle aime toujours Lesbie. Juventius, la fleur de la jeunesse romaine, qu'il reproche à Aurelius d'avoir voulu mettre à mal, ne saurait, malgré ses grâces juvéniles, le guérir de son amour. Et cependant « ses yeux sont plus doux que l'or liquide des abeilles » ; et il lui donne, comme à Lesbie, mille et mille baisers. Néanmoins celle-ci l'emporte. Le poète pardonne, heureux de reprendre la chaîne qu'il n'a pu rompre. Et son amour éclate avec un nouvel enthousiasme. « Il est l'égal d'un dieu, Lesbie, il est au-dessus des dieux mêmes, l'heureux amant qui, les yeux attachés sur les tiens, te voit, t'écoute et s'enivre des charmes de ce sourire qui pour jamais a troublé ma raison. A ton aspect, Lesbie, ma langue s'embarrasse, un feu subtil circule dans mes veines, un tintement subit bourdonne autour de moi, mes yeux se couvrent d'un voile épais ». Puis ses plaintes redoublent : « Non, dit-il avec amertume, jamais femme n'a pu se dire aimée autant que toi. Jamais, ô Lesbie, la foi des traités ne fut plus religieusement gardée que ne l'ont été mes serments. Quelle est la récompense d'un sentiment si tendre ? Des perfidies qui troublent ma raison sans que, dans le délire où tu me plonges, ta fidélité puisse me rendre mon estime, ni tes trahisons rien diminuer de mon amour. » Lesbie s'en va : il pleure et l'invective grossièrement ; Lesbie revient, il lui tend les bras et l'accueille avec ivresse : « Dieux bienfaisants ! Lesbie est rendue à mes vœux, Lesbie revient à l'amant qui n'espérait plus de retrouver le plus précieux de tous les trésors ! Jour trois et quatre fois prospère ! Quel mortel est plus heureux que moi ? Qui peut avoir autant de droits à chérir la vie ? » (1)

Dans *L'Astrée*, Céladon est un dévot d'amour qui s'humilie avec satisfaction sous les coups de sa mai-

(1) Voyez à ce propos dans mon livre : *L'Amour morbide*, le chapitre sur l'amour morbide dans la littérature.

tresse, comme le dévot s'humilie sous la main de Dieu.

L'amour du chevalier Des Grieux pour Manon Lescaut est également une véritable servitude sexuelle. Il ne diffère de celui de Catulle pour Lesbie que par la fidélité du chevalier et le repentir touchant de Manon.

Dans le roman d'A. Daudet, *Sapho*, de Potter, un musicien de génie, que tout Paris a applaudi, s'est laissé engluer aux appas fanés d'une ancienne écuyère, la Rosario, une vieille roulure bouffie de graisse malsaine, qui l'oblige à porter partout et à adorer son caméléon, le seul être qu'elle aime, une petite bête hideuse et flétrie qu'elle élève dans de la ouate rose. « Une passion folle, incurable, depuis des années l'accrochait à cette gueuse, lui faisait quitter femme et enfants, pour rester commensal de cette maison où il engloutissait une partie de sa grande fortune, ses gains de théâtre, et où on le traitait plus mal qu'un domestique. Il fallait voir l'air excédé de Rosa quand il racontait quelque chose, de quel ton méprisant elle lui imposait silence!... Et c'était de Potter, le compositeur glorieux, la fierté de l'école française! Comment cette femme le retenait-elle? Par quel sortilège? Vieillie de vices, grossière, avec cette mère qui doublait son infamie, la montrait telle qu'elle serait plus tard, comme vue dans une boule étamée. »

Jean Richepin, dans *La Glu*, a dépeint aussi un amour de ce genre-là.

Un gars breton, une espèce de brute, toute aux instincts, s'est laissé acoquiner aux appas d'une drôlesse parisienne venue se baigner sur la côte, « un chiffon, un chien coiffé », disait la vieille Marie-des-Anges, la mère du gars ensorcelé d'amour. Cette femme le prit par les sens un jour qu'ils se rencontrèrent sur la grève déserte.

« — Reste près de moi, lui dit-elle, j'ai froid.

« Alors voyant qu'il fermait les yeux et qu'il se mettait à trembler, elle lui saisit les poignets et l'attira vers elle d'une secousse violente qui le fit choir à genoux.

« Après cela tout avait été dit. Le charme enchaînant avait été rivé. Le gars avait fauté. »

Et il fut tout entier à elle, son esclave docile et soumis, son chien.

« — Veux-tu être mon chien, disait-elle.

« — Oui.

« — Mais tout à fait, tu sais, pour de bon, en aboyant.

« — Oui, si cela te plaît.

« — Alors, apporte.

« Et elle lançait un bâton dans l'eau et il courait le chercher en faisant : Ouah ! ouah ! »

Un jour, par pure méchanceté, la gueuse l'amène à insulter sa vieille mère pleurante et clamante dans la nuit. Et cependant, jusque-là, il l'avait toujours respectée comme une sainte.

« Tout de même, Marie-Pierre avait senti un grand froid lui venir au cœur, en entendant, au milieu de la première nuit, la voix de l'ancienne qui glapissait à la porte. Un bon mouvement d'instinct l'avait fait dresser sur son séant et rejeter la couverture pour courir d'abord à la fenêtre, afin de rassurer d'un mot la pauvre âme en peine. Mais la Glu n'avait eu qu'à lui toucher le bras, du bout des doigts, et il était resté collé au lit. comme un fer à l'aimant.

« Les cris alors avaient redoublé plus proches et plus distincts, et, dans le silence de la chambre, la poitrine de Marie-Pierre avait battu clair et dru, haletante, en soufflet de forge. tandis qu'un tremblement lui secouait tous les membres.

« — Qu'est-ce que tu as, mon ange ? avait dit la femme d'un ton très bas, mais impérieux tout ensemble.

« Marie-Pierre avait répondu, plus bas encore et sans oser continuer le tutoiement :

« — N'entendez-vous pas que ma mère me cherche et m'appelle ?

« — Eh bien ! avait répliqué l'autre, et puis après ?

« — C'est mon ancienne et qui m'aime tant.

« — Est ce que je ne t'aime pas aussi. moi ?

« Et la femme avait attiré contre elle la main inerte du jeune homme, dont la paume tressaillit soudain au contact enfiévrant de la peau tâtée dans l'ombre. Du coup, il s'était replongé dans le lit, la tête sous l'oreiller, pour ne plus entendre les lamentations maternelles, et toute sa piété filiale s'était vaporisée parmi les chauds aromes de la femelle et la sueur capiteuse de son propre désir. »

Et alors il va jusqu'à lever la main contre sa mère, qui invectivait la drôlesse.

« — T'es donc pas mon fils, Marie-Pierre ? Elle t'a donc mangé l'âme ? clamait la vieille.

« Le gars, immobile, se taisait. La Glu se retourna vers lui, et, pour narguer la mère, le prit par le cou et le baisa longuement sur les lèvres. Puis, elle lui dit :

« — N'est-ce pas, ma petite cocotte, qu'elle t'embête, la vieille ?

« Et elle lui chatouillait doucement la nuque, le regardant en même temps dans le blanc des yeux, caressante, impérieuse.

Il respira violemment, se passa la main sur la figure et dit d'une voix sombre :

« — Ah ! allez-vous en, ma mère, allez-vous en ! Vous voyez bien que je prends du bon temps et que je suis bien aise.

« Marie-des-Anges se baissa, ramassa une poignée de gravier, la lança furieusement vers le couple enlacé encore.

« La Glu n'eut pas le temps de se garer contre la poitrine du gars, et, avec un cri d'effroi et de douleur, reçut le paquet cinglant en pleine face.

« La tête perdue, voyant rouge, Marie-Pierre saisit un pot de fleur sur le balcon, le brandit en hurlant vers sa mère :

« — Ah ! va-t'en, va-t'en, à la fin ! Tu lui as fait mal ! Va-t'en, que je te dis ! Va-t'en donc ! Va-t'en, ou je cogne.

« — Ne fais pas ça, Marie-Pierre ! sanglotait la vieille. Ça te porterait malheur. Ne fais pas ça, mon gars. J'aime mieux céder.

« — Aïe donc ! Jette-lui, disait la Glu. Jette-lui, je le veux.

« Il ferma les yeux et jeta.

« La vieille ne fut point touchée, mais tomba néanmoins par terre, de saisissement, en poussant un grand cri.

« La Glu éclata de rire.

« — Aïe donc ! disait-elle au gars, ris donc ! Tu vois bien qu'elle est saoûle aussi.

« Et le gars se mit à rire, stupidement, tandis que sa mère se sauvait effarée, au hasard, droit devant elle, sans oser retourner la tête, épouvantée d'avoir vu son enfant lever la main sur elle et commettre un sacrilège. »

La légende biblique des Schimchoun et de Délila n'est certainement qu'une image de la servitude sexuelle : l'historien sacré a voulu montrer que l'homme le plus valeureux et le plus fort peut devenir frêle et fragile comme un roseau quand il tombe sous la domination de la femme.

« Or, dit-il, il y avait un homme de Tsorha, d'une famille de ceux de Dan, dont le nom était Manoah, et sa femme était stérile, et n'avait jamais eu d'enfant.

« Et un ange de l'Eternel apparut à cette femme-là et lui dit : Voici, tu es stérile et tu n'as jamais eu d'enfant, mais tu concevras et tu enfanteras un fils.

« Prends donc bien garde, dès maintenant, de ne point boire de vin ni de cervoise, et de ne manger aucune chose souillée.

« Car, voici, tu vas être enceinte, et tu enfanteras un fils, et le rasoir ne passera point sur sa tête, parce que l'enfant sera nazaréen de Dieu dès le ventre de sa mère : et ce sera lui qui commencera à délivrer Israël de la main des Philistins.

« Puis cette femme-là enfanta un fils et l'appela

Schimchoun ; et l'enfant devint grand et l'Eternel le bénit.

« Et l'esprit de l'Eternel commença à l'animer à Mahané-Dan, entre Tsorha et Esçtaol (1). »

Schimchoun ou Samson s'abstint de vin et de toute liqueur fermentée et acquit une force surhumaine. Etant encore fort jeune, il terrassa un lion, il fit ensuite avec succès la guerre aux Philistins, contre lesquels il se signala par des prodiges de valeur et d'adresse. Il détruisit leurs maisons en y lâchant trois cents renards, à la queue desquels il avait attaché des torches enflammées. Il tua, lui seul, avec une mâchoire d'âne, un millier de ses ennemis, et emporta sur une montagne les portes de Gaza où il était prisonnier.

« Or, Schimchoun s'en alla à Gaza, et, ayant vu là une femme débauchée, il alla vers elle.

« Et on dit à ceux de Gaza : Schimchoun est venu ici ; et ils l'environnèrent, et ils lui dressèrent une embuscade toute la nuit à la porte de la ville, et se tinrent tranquilles toute la nuit en disant : qu'on ne bouge point jusqu'à la pointe du jour et nous le tuerons.

« Mais Schimchoun. après avoir dormi jusqu'à minuit, se leva, et se saisit des portes de la ville et des deux poteaux, et les ayant enlevés avec la barre, il les mit sur ses épaules, et les porta sur le haut de la montagne qui est vis-à-vis de Hébron.

(1) *Juges*, chap. XIII.

« Après cela il aima une femme qui se tenait près du torrent de Sçorek. dont le nom était Délila.

« Et les gouverneurs des Philistins montèrent vers elle, et lui dirent : Flatte-le et sache de lui en quoi consiste sa grande force, et comment nous pourrions le vaincre, afin que nous le liions pour le dompter ; et nous te donnerons chacun onze cents pièces d'argent.

« Délila donc dit à Schimchoun : Déclare-moi, je te prie, en quoi consiste ta grande force, et avec quoi il te faudrait bien lier pour te dompter. »

Mais Schimchoun résiste : il ne livre pas tout de suite son secret.

« Et Schimchoun lui répondit : Si on me liait de sept cordes fraîches. qui ne fussent point encore sèches, je deviendrais sans force, et je serais comme un autre homme.

« Les gouverneurs donc des Philistins lui envoyèrent sept cordes fraiches, qui n'étaient point encore sèches, et elle l'en lia.

« Or, il y avait, chez elle. dans la chambre, des gens qui étaient cachés ; et elle lui dit : Les Philistins sont sur toi, Schimchoun. Alors, il rompit les cordes, comme se romprait un filet d'étoupe dès qu'il sent le feu ; et sa force ne fut point connue.

« Puis Délila dit à Schimchoun : Voici, tu t'es moqué de moi, car tu m'as dit des mensonges. Je te prie, déclare-moi maintenant avec quoi tu pourras être bien lié.

« Et il lui répondit : Si on me liait serré avec de grosses cordes neuves. dont on ne se serait jamais servi, je deviendrais sans force, et je serais comme un autre homme.

« Délila donc prit de grosses cordes neuves, et elle lia Schimchoun ; puis, elle lui dit : Les Philistins sont sur toi, Schimchoun. Or, il y avait des gens cachés dans la chambre ; et il rompit les grosses cordes de dessus ses bras comme un filet.

« Puis, Délila dit à Schimchoun : Tu t'es moqué de moi jusqu'ici, et tu m'as dit des mensonges. Déclare moi avec quoi il te faudrait lier. Et il lui dit : Ce serait si tu avais tissé sept tresses de ma tête autour d'une ensuble.

« Et elle les mit dans l'ensuble avec la cheville ; et elle dit : Les Philistins sont sur toi, Schimchoun ! Alors il se réveilla, et enleva la cheville du métier avec l'ensuble. »

La femme insiste de plus en plus, amollissant et dévirilisant le héros.

« Alors elle lui dit : Pourquoi dis-tu que tu m'aimes, puisque ton cœur n'est point avec moi ? Tu t'es moqué de moi trois fois et tu ne m'as point déclaré en quoi consiste ta grande force.

« Et elle le tourmentait tous les jours par ses paroles, et le pressait jusqu'au bout, de sorte que son âme en était affligée jusqu'à la mort. »

Vaincu, fasciné, en véritable état de servitude sexuelle, Schimchoun laisse échapper son secret.

« Alors il lui ouvrit tout son cœur et lui dit : Le rasoir n'a jamais passé sur ma tête, car je suis nazaréen de Dieu, dès le ventre de ma mère. Si j'étais rasé, ma force m'abandonnerait, et je deviendrais sans force, et je serais comme tous les autres hommes.

« Délila, donc, voyant qu'il lui avait ouvert tout son cœur, envoya appeler les gouverneurs des Philistins, et leur fit dire : Montez à cette fois ; car il m'a ouvert tout son cœur. Les gouverneurs des Philistins montèrent donc vers elle, portant l'argent en leurs mains.

« Et elle l'endormit sur ses genoux, et ayant appelé un homme, elle lui fit raser sept tresses des cheveux de sa tête, et commença de le dompter, et sa force l'abandonna.

« Alors elle dit : Les Philistins sont sur toi, Schimchoun. Et il s'éveilla de son sommeil, disant en lui-même : J'en sortirai comme les autres fois, et je me dégagerai de leurs mains ; mais il ne savait pas que l'Eternel s'était retiré de lui.

« Les Philistins donc le saisirent et lui crevèrent les yeux, et ils le menèrent à Gaza, et le lièrent de deux chaînes d'airain ; et il tournait la meule (1). »

Le héros avait été vaincu par l'astuce féminine. Comme Hercule, autre héros, qu'une autre légende antique précipite, une quenouille à la main, aux pieds d'Omphale, Schimchoun a été asservi par la femme : le nazaréen, l'élu de Dieu n'est plus qu'un esclave aux mains des Incirconcis ; les enfants lui jetaient des pierres et les femmes riaient derrière ses épaules ; et il marchait sans entraves « comme un cheval au prépuce fendu ». Voilà ce que l'amour d'une femme avait

(1) *Juges*, XVI.

fait de l'élu, de l'écouteur de Dieu, du juge des choses, du prophète ! Quand il eut ployé les genoux devant la femelle, l'amour fut le malheur de sa chair.

Mais, après la trahison, Schimchoun se reconquiert : sa chevelure repousse ; il échappe à la domination de la femme et redevient le héros à la force prodigieuse. Les gouverneurs des Philistins, assemblés au temple de Dagon pour offrir un grand sacrifice à leur divinité, ont fait venir Schimchoun pour les divertir. Mais le Juge d'Israël embrasse les colonnes du temple qui, sous son effort puissant, s'incline et s'écroule l'ensevelissant avec ses ennemis.

On conçoit aisément comment de la servitude sexuelle on peut passer au masochisme. « L'amour qui supporte volontiers la tyrannie pour l'amour de la personne aimée, dit Krafft-Ebing (1), devient alors directement un amour de la tyrannie. Quand l'idée d'être tyrannisé s'est longtemps associée à une représentation de l'objet aimé, accompagnée d'un sentiment de plaisir, cette manifestation de la sensation de plaisir, finit par se reporter sur la tyrannie même et il se produit de la perversion. »

(1) *Loc cit.*, p. 189.

CHAPITRE III

LES CAUSES DU MASOCHISME

C'est certainement dans la servitude sexuelle qu'il faut rechercher les origines lointaines du masochisme. Mais ses causes immédiates ? Devient-on masochiste ou naît-on masochiste ?

C'est dans l'hérédité pathologique qu'il faut rechercher la cause du masochisme. En effet, cette perversion, comme presque toutes les autres perversions de l'instinct sexuel, ne se développe que sur le terrain d'une individualité psychopathique dans la plupart des cas tarée. C'est, en somme, la plupart du temps, une anomalie congénitale. Il suffit alors d'un fait insignifiant pour amener l'éclosion du penchant pervers.

Au point de vue étiologique, il en est du masochiste comme du sadique : pour qu'un phénomène accidentel arrive à orienter la sexualité vers le passivisme, il faut que le sujet soit prédisposé, il faut que cet instinct couve déjà en lui, dans les profondeurs de sa cérébralité, encore inconscient, mais prêt à se manifester à la première occasion.

Un des faits les plus intéressants et les plus démonstratifs à ce point de vue est le masochisme de J.-J. Rousseau analysé par lui-même avec une précision tellement minutieuse qu'elle en est presque morbide.

Rousseau avait huit ans. Mlle Lambercier, chez qui il avait été mis en pension, en avait trente. Ayant reçu un jour une punition corporelle de la main de cette demoiselle, il éprouva, en dehors de la douleur et de la honte, une sensation voluptueuse qui lui donna une envie violente de recevoir d'autres corrections. Seule la crainte de faire de la peine à la demoiselle l'empêchait de provoquer les occasions pour éprouver cette douleur voluptueuse. Un jour cependant il s'attira une nouvelle punition : ce fut la dernière, car Mlle Lambercier dut s'apercevoir de l'effet étrange qu'elle produisait, et. à partir de ce moment, elle ne laissa plus dormir dans sa chambre ce garçon de huit ans.

« Qui croirait, dit Jean-Jacques, que ce châtiment d'enfant, reçu à huit ans, par la main d'une fille de trente, a décidé de mes goûts, de mes désirs, de mes passions, de moi pour le reste de ma vie, et cela précisément dans le sens contraire à ce qui devait s'en suivre naturellement ?... Tourmenté longtemps, sans savoir de quoi, je dévorais d'un œil ardent les belles personnes : mon imagination me les rappelait sans cesse, uniquement pour les mettre en œuvre à ma mode, et en faire autant de demoiselles Lambercier. » Et cette rumination érotique révèle à Rousseau sa perversion : « Même après l'âge nubile, ce goût bizarre, toujours persistant, et porté jusqu'à la dépravation, jusqu'à la folie, m'a conservé les mœurs honnêtes qu'il semblerait avoir dû m'ôter. Si jamais éducation fut modeste et chaste, c'est assurément celle que j'ai reçue .. Non seulement je n'eus jusqu'à mon adolescence aucune idée distincte de l'union des sexes, mais jamais cette idée distincte ne s'offrit à moi que sous une image odieuse et rebutante.

« C'est ainsi que. avec un sang brûlant de sensualité presque dès ma naissance, je me conservai pur de toute souillure jusqu'à l'âge où les tempéraments les plus froids et les plus tardifs se développent. »

L'essentiel chez Rousseau c'était d'être soumis à la femme. Cela ressort nettement de ses *Confessions*. « Mon ancien goût d'enfant. dit-il encore, au lieu de s'évanouir. s'associa tellement à l'autre, que je ne pus jamais l'écarter des désirs allumés par mes sens ; et cette folie. jointe à ma timidité naturelle, m'a toujours rendu très peu entreprenant près des femmes, faute d'oser tout dire ou de pouvoir tout faire, l'espèce de jouissance dont l'autre n'était pour moi que le dernier terme, ne pouvant être usurpée par celui qui la désire, ni devinée par celle qui peut l'accorder. J'ai passé ainsi ma vie à convoiter et à me taire auprès des personnes que j'aimais le plus. N'osant jamais déclarer mon goût, je l'amusais du moins par des rapports qui m'en conservaient l'idée. Etre aux genoux d'une maitresse impérieuse, obéir à ses ordres, avoir des pardons à lui demander, étaient pour moi de très douces jouissances ; et plus ma vive imagination m'enflammait le sang, plus j'avais l'air d'un amoureux transi. On conçoit que cette façon de faire l'amour n'amène pas des progrès bien sensibles et n'est pas fort dangereuse à la vertu de celles qui en sont l'objet. J'ai donc fort peu possédé, mais je n'ai pas laissé de jouir beaucoup, à ma manière, c'est-à-dire par l'imagination. Voilà comment mes sens, d'accord avec mon humeur timide, et mon esprit romanesque, m'ont conservé des sentiments purs et des mœurs honnêtes. »

Comme le fait justement remarquer Cabanès (1), Rousseau fut un passionné timide... « Il avait tous les désirs, mais le défaut de confiance en soi, peut-être aussi un éréthisme trop prononcé, paralysaient ses moyens. Le volcan venait mourir au pied du glacier. »

Cette impuissance psychique amena Rousseau à l'exhibitionnisme. Il raconte lui-même qu'il s'en allait dans les allées sombres s'exposer de loin aux yeux des femmes dans l'état où il aurait voulu être auprès d'elles. « Ce qu'elles voyaient, dit-il, n'était pas l'objet obscène, je n'y songeais même pas, c'était l'objet ridicule. Le sot plaisir que j'avais de l'étaler à leurs yeux ne peut se décrire. Il n'y avait de là plus qu'un pas à faire pour sentir le traitement désiré, et je ne doute pas que quelque résolue ne m'en eût, en passant, donné l'amusement, si j'eusse eu l'audace d'attendre. » Ainsi, même dans ses actes d'exhibitionnisme, Rousseau reste masochiste.

Cette auto-observation de J.-J. Rousseau nous amène tout naturellement à parler du rôle étiologi-

(1) *Cabinet secret de l'histoire* 3e série, p. 8.

que de la flagellation dans le développement du masochisme.

Quelques auteurs ont fait jouer un rôle important à la flagellation, mais la flagellation a été surtout mise en usage, dans tous les temps, dans le but d'exciter les fonctions génitales plus ou moins affaiblies ou éteintes. Ce moyen, employé par les libertins de tous les pays, a été également conseillé rationnellement par des médecins instruits et consciencieux, pour combattre l'anaphrodisie ou la frigidité.

J. H. Meibomius, de Leyde, a publié, en 1629, un petit ouvrage en latin, intitulé : *De flagrorum usu in re venerea*, traduit depuis dans toutes les langues et plusieurs fois réédité. On y trouve de très bonnes indications bibliographiques sur les auteurs anciens qui se sont occupés du même sujet à un point de vue thérapeutique.

Au temps de Néron, s'il faut en croire Pétrone, une prêtresse de Priape, consultée par un individu du nom d'Eucolpe, lui promet de lui rendre « *fascinum tam rigidum ut cornu* », par la flagellation avec des orties vertes.

Menghus Faventinus assure que la flagellation avec les orties a la propriété de rendre la faculté d'érection aux organes qui l'ont perdue.

Cœlius Aurelianus dit avoir connu un individu qui ne pouvait entrer en érection et pratiquer le coït qu'après s'être fait préalablement battre de verges.

Des faits du même genre sont cités par des auteurs plus modernes. Un personnage du temps de Pic de la Mirandole avait besoin, d'après ce dernier, pour goûter les plaisirs de l'amour de se faire fustiger jusqu'au sang.

Brantôme dit qu'un très grand seigneur et prince de sa connaissance, avant de cohabiter avec sa femme, se faisait fouetter chaque fois, « ne pouvant, ajoute-t-il, s'émouvoir ni relever sa nature baissante, sans ce remède ».

Timour Lenk, le fameux conquérant mongol, au dire d'un autre historien, se faisait également fustiger par esprit de débauche.

La débauche jouait également un grand rôle dans la secte des flagellants qui, sous forme de fanatisme religieux, ouvrait une large porte à la licence des mœurs. Cette secte fit plus tard des adeptes jusque sur les marches des trônes. Vers la fin du XVIe siècle, par un raffinement digne de lui et de sa cour, on vit le roi Henri III se flageller en public avec ses mignons dans les processions qu'ils suivaient, vêtus de robes blanches, s'excitant ainsi aux orgies de luxure auxquelles, après les cérémonies, ces dévots personnages se livraient dans les appartements secrets du Louvre.

Ainsi la flagellation passive peut agir comme simple phénomène réflexe. Certains débauchés affaiblis ont recours à ce moyen pour stimuler leur puissance génitale amoindrie, comme d'autres à l'introduction de corps étrangers dans l'anus. Chez le masochiste il en va tout autrement. Le penchant à la flagellation n'est qu'une façon d'exprimer la soumission à la femme. Le débauché qui se fait flageller ne recherche qu'une excitation de son centre spinal par un moyen mécanique. Chez le masochiste, au contraire, ce n'est plus qu'un acte symbolique, un moyen pour arriver à la satisfaction de son état d'âme et de ses désirs particuliers.

« Chez le masochiste, dit Krafft-Ebing (1), le penchant à la flagellation passive existe presque toujours *ab origine.* Il se montre comme désir avant même qu'une expérience sur l'effet réflexe du procédé ait été faite. » Ainsi, chez le masochiste, la flagellation passive n'est ordinairement qu'une des nombreuses et multiples formes des mauvais traitements dont l'image naît dans son imagination et souvent se réalise. Aussi, chez lui, la flagellation ne produit un effet aphrodisiaque que s'il se sent réellement à la merci de la femme.

Chez le débauché la flagellation n'est qu'un moyen pour rendre possible le coït et l'éjaculation, tandis que, chez le masochiste, c'est un moyen pour obtenir une satisfaction de l'âme dans le sens de la perversion. Grâce à son état passionnel, le masochiste flagellé ne perçoit pas la douleur qu'étouffent les sensations voluptueuses. Il y a pour ainsi dire, ainsi que le fait encore remarquer Krafft-Ebing, une surcompensation de la douleur physique par le plaisir psychique, et c'est cet excédent qui reste seul comme plaisir psychique dans la conscience. Cet excédent de plaisir est encore renforcé soit par l'influence des réflexes spinaux, soit par une accentuation particulière des impressions sensibles dans le sensorium ; il se produit une espèce d'hallucination de volupté physique, avec

(1) *Loc. cit.*, p. 134.

une localisation vague de la sensation projetée au dehors. C'est, en somme, un phénomène analogue à celui qui se produit dans l'auto-flagellation des religieux et des extatiques, seulement les images qui provoquent la sensation de plaisir ont une autre forme.

CHAPITRE IV

MASOCHISME CHEZ LA FEMME

Chez la femme, dit Michelet, « c'est une sensualité d'amour que d'obéir, de sentir qu'on est possédée ». En effet, sa soumission à l'autre sexe est un phénomène physiologique. Son rôle passif dans l'acte de la création, sa faiblesse, la sujétion avilissante dans la quelle les sociétés anciennes et modernes l'ont maintenue expliquent aisément cet instinct de servitude que notre civilisation moderne est encore loin d'avoir fait disparaître.

Ce besoin de soumission peut être considéré jusqu'à un certain point comme normal chez la femme. Mais s'il s'exagère, nous entrons dans le domaine de la perversion masochiste.

On connait la soumission de la prostituée à son souteneur. « Jamais nègre sous le fouet du commandement, écrit Lecour, jamais forçat sous le garde-chiourme ne fut plus esclave que la prostituée sous le souteneur, dont cependant elle paie la protection .»

Les coups semblent augmenter et aviver en quelque sorte son affection.

Du reste nombre de femmes aiment à être rudoyées et même battues et nombre de gens affirment que pour s'attacher sérieusement une femme il faut la rudoyer.

Pourtant on a cité peu d'exemples de masochisme vrai chez la femme, sans doute parce que la pudeur et les convenances opposent des obstacles presque insurmontables aux manifestations extérieures des penchants sexuels pervers de la femme. Néanmoins Krafft-Ebing a reçu la confession suivante d'une femme âgée de trente-cinq ans : « A l'âge de six à huit ans, dit-elle, l'envie m'a prise d'être fouettée. Comme je n'ai jamais été battue et que je n'ai jamais assisté à la flagellation d'autrui, je ne peux pas m'expliquer comment ce désir étrange a pu se produire en moi. Je ne peux que m'imaginer qu'il est congénital. J'éprouvais un véritable sentiment de délire à ces idées de flagellation, et, dans mon imagination, je me représentais combien ce serait bon d'être fouettée par une amie. Jamais la fantaisie ne m'est venue d'être fouettée par un homme. Je jouissais à l'idée seule et n'ai jamais essayé de mettre à exécution mes fantaisies. A partir de l'âge de dix ans, j'ai perdu ces idées. Ce n'est qu'à l'âge de trentre quatre ans, lorsque j'eus lu les *Confessions* de Rousseau, que je compris ce que signifiait cette idée d'être flagellée, et qu'il s'agissait chez moi des mêmes idées morbides que chez Rousseau. Jamais, depuis l'âge de dix ans, je n'ai eu de pareilles tendances. »

CHAPITRE V

FORMES ET VARIÉTÉS DU MASOCHISME

I. Modes de satisfaction des masochistes.

Je pourrais répéter ici, au sujet du masochisme, ce que j'ai déjà dit au sujet du sadisme. Chez certains masochistes la douleur met en éveil l'activité sexuelle ; elle n'est qu'une préparation au coït normal. D'autres ne jouent qu'un rôle passif dans toute la durée de l'acte sexuel et pour eux toute satisfaction réside dans cette passivité. Chez d'autres enfin la douleur ou le passivisme constituent des équivalents du coït et donnent une pleine satisfaction sexuelle. Le contact d'une personne de l'autre sexe, les rapports sexuels n'ont dans ce cas aucune signification et le plus souvent n'inspirent que du dégoût. Ce sont alors les mauvais traitements ou leur représentation mentale qui provoquent l'éréthisme sexuel et l'éjaculation.

Naturellement l'intensité des violences capables de produire l'éréthisme sexuel est très variable : il peut se contenter de simples manifestations symboliques, comme, dans d'autres cas, il lui faut des blessures d'où le sang coule. Selon le degré d'intensité des penchants pervers et selon le degré d'intensité de la force de réaction morale et esthétique, le masochiste peut aller des actes les plus puérils et les plus ineptes jusqu'aux plus répugnants et aux plus monstrueux, l'instinct de la conservation l'empêchant toutefois d'aller jusqu'aux conséquences extrêmes de la perversité.

II. Masochisme physique.

Cornevin (1) rapporte que, dans un haras de Hongrie, il a vu un étalon plein de santé qui, placé près d'une jument en rut, n'entrait jamais en érection. Pour qu'elle se produisît, il fallait qu'un palefrenier claquât du fouet et de temps en temps lui en fît sentir le contact dans les jambes. Le coït avait lieu ensuite normalement, le plus souvent suivi de fécondation.

Féré remarque avec juste raison que cet animal fournit un exemple propre à illustrer l'histoire de l'influence morbide de la douleur et des émotions pénibles sur les fonctions génésiques.

C'est là une des premières formes du masochisme. une sorte de masochisme physique. Les mauvais traitements et la douleur servent de préparation au coït qui, le plus souvent, n'est possible que précédé ou accompagné de cet assaisonnement. Dans les grandes villes européennes tous les lupanars sont munis de véritables appareils de torture et le nombre de ceux qui viennent s'y faire fouetter est considérable.

Mais à proprement parler. ce n'est pas encore là du

(1) *Archives de l'anthropologie criminelle*, 1896, p. 95.

masochisme. Il s'agit plutôt de débauchés qui ont recours à des excitants violents pour arriver au coït normal. Il en est d'autres, par contre, et ceux-là sont déjà des masochistes, pour qui les mauvais traitements constituent un équivalent de l'acte sexuel.

Tarnowsky a rapporté l'observation d'un homme, un honnête père de famille, qui, à des époques fixes, quitte sa demeure et va passer un certain temps chez plusieurs prostituées, louées d'avance, qui, selon un programme, le soumettent à des humiliations, des flagellations et à d'autres corrections physiques d'une grande violence. Ce manège dure quelques jours ; puis, l'accès passé, cet homme rentre dans sa famille et mène une vie exemplaire.

Hammond (1) rapporte aussi l'observation d'un individu, ordinairement d'une excellente moralité, bon père de famille, qui, de temps en temps, se rendait dans une maison mal famée, se déshabillait jusqu'à la ceinture, gardant son pantalon et ses bottes, et se faisait piétiner la poitrine et la face par trois filles plantureuses qu'il payait sans leur avoir demandé autre chose. Il lui arrivait aussi quelquefois de faire monter une des filles sur sa poitrine, et les autres devaient alors la prendre et la faire tourner sur ses talons comme une toupie jusqu'à ce que la peau saignât sous les talons des bottines. Souvent il obligeait une des filles à lui poser un pied sur les yeux de façon à ce que le talon de sa bottine pressât un peu la pupille de l'un

(1) *Sexual impotence in the male*, p. 32.

des yeux, tandis que l'autre pied chaussé était posé sur le cou.

Pascal raconte que, tous les trois mois, un homme de quarante-cinq ans environ, venait chez une prostituée : elle le déshabillait, lui liait pieds et mains, lui bandait les yeux, puis fermait les volets des fenêtres pour rendre la chambre obscure. Alors elle le faisait asseoir sur un divan et l'abandonnait dans cet état. Une demi-heure après la fille revenait délier les cordes. L'homme alors payait et s'en allait satisfait.

Une mérétrice m'a raconté qu'un homme d'une cinquantaine d'années venait la visiter assez fréquemment. Aidée d'une ou deux amies, elle le déshabillait et le passait au cirage des pieds à la tête. Cette opération terminée, il prenait un bain, payait et partait.

Un homme, cité par Krafft-Ebing, trouvait sa satisfaction sexuelle de la façon suivante. Il allait chez une prostituée, se faisait serrer le pénis dans un anneau de porcelaine, tel qu'on en emploie pour suspendre les rideaux des fenêtres. Elle attachait sur cet anneau deux ficelles qu'elle passait entre ses jambes et attachait au lit. Puis elle le fouettait sans miséricorde et le traitait comme un cheval rétif. Plus la fille le poussait à tirer par ses cris et par les coups de fouet, plus il sentait augmenter en lui l'excitation sexuelle. L'érection augmentant, le membre était comprimé par l'anneau et alors l'éjaculation se produisait avec une vive sensation de volupté.

Ces phénomènes masochistes se rencontrent aussi chez les invertis ou homo-sexuels. L'un d'eux disait à A. Moll (1) : « Une petite scène de jalousie met mon amoureux dans une excitation particulière, et il finit par me battre. Mais les coups, quand ils viennent de lui, sont pour moi la source des plus grandes jouissances. Je me pâme quelquefois quand il me bat. »

Un autre uraniste a fait au même auteur la confession suivante : « Les représentations mentales que j'ai quand je m'adonne à la masturbation sont de nature sexuelle. A l'âge de dix à douze ans, je me représentais être soumis à un homme qui m'excitait de diverses façons ; plus tard, quand je devins plus grand, le rôle que je m'imaginais jouer dans l'acte sexuel était toujours analogue à celui de la femme. Les baisers sur l'anus et tout le corps agissaient d'une façon excitante ; mais avant tout j'éprouvais le désir d'être battu principalement sur les fesses, par l'homme aimé. Je crois que c'est avec volupté que je me serais soumis à tous les mauvais traitements. J'aurais été heureux de recevoir des coups et certain d'éjaculer. C'est une soumission servile à l'homme aimé, allant jusqu'au sacrifice complet de la dignité et marchant de pair avec une fantaisie sans bornes. »

Un autre inverti observé par Krafft-Ebing remplaçait l'amour homo-sexuel en se faisant fouetter par des mérétrices. Il se faisait piétiner par elles, leur léchait les pieds, leur baisait le derrière ; il arrivait ainsi à l'éjaculation et à la satisfaction sexuelle.

On n'en finirait pas s'il fallait énumérer tous les

(1) *Les perversions de l'instinct sexuel.* Traduction Romme et Pactet, p. 168.

procédés honteux et grotesques imaginés par les masochistes pour arriver à se satisfaire.

III. Masochisme psychique.

L'adoration de l'objet aimé est un phénomène de l'amour normal. Ce phénomène ne devient pathologique que quand il se transforme en un besoin d'humiliations et de mauvais traitements.

Sacher-Masoch a décrit cet état psychologique d'une façon particulièrement heureuse dans son roman *La Vénus en fourrure*. Un jeune homme élégant et spirituel devient volontairement le laquais d'une cruelle maîtresse. Il reçoit des coups de pied, de cravache, de fouet. Il éprouve une étrange volupté à la vue d'un rival qui a obtenu les faveurs de sa belle. Loin d'être jaloux, il continue à recevoir des soufflets, des fustigations même de la main de son heureux rival, et il y trouve un mélange voluptueux de douleur et de joie. Il déclare lui-même : « Je trouve dans la souffrance une excitation particulière ; la tyrannie, la cruauté et avant tout l'infidélité d'une jolie femme augmentent ma passion... Pour s'attacher un homme pour toujours, il ne faut pas être fidèle. Quelle est la femme honnête qui fut jamais autant adorée qu'une hétaïre ? Dans l'infidélité de la femme aimée se trouve un chemin douloureux qui est la jouissance suprême. »

Dans ces cas les mauvais traitements physiques, comme la flagellation, ne jouent plus qu'un rôle accessoire ; le côté psychique de la perversion domine.

Krafft-Ebing a rapporté des observations bien curieuses de masochisme psychique. Un de ses sujets raconte que dès sa jeunesse ses rêveries étaient occupées pendant des heures entières par des pensées sexuelles. « Mais, dit-il, les rapports dans lesquels je me mettais idéalement avec l'autre sexe, étaient d'un genre bien étrange. Je m'imaginais que j'étais en prison et livré au pouvoir absolu d'une femme, et que cette femme profitait de son pouvoir pour m'infliger des peines et des tortures de toutes sortes. A ce propos, les coups et les flagellations jouaient un grand rôle dans mon imagination, ainsi que d'autres actes et d'autres situations qui, toutes, marquaient une condition de servitude et de soumission. Je me voyais toujours à genoux devant mon idéal, ensuite foulé aux pieds, chargé de fers et jeté en prison. On m'imposait de graves souffrances comme preuve de mon obéissance et pour l'amusement de ma maîtresse. Plus j'étais humilié et maltraité dans mon imagination, plus j'éprouvais de délices en me livrant à ces rêves. »

De bonne heure cet individu fut fixé sur la nature des rapports entre les deux sexes ; mais cette révélation le laissa absolument froid. « La représentation des plaisirs sexuels, dit-il, resta attachée aux images avec lesquelles elle se trouvait unie dès la première heure. J'avais aussi, il est vrai, le désir de toucher des femmes, de les serrer dans mes bras et de les embrasser ; mais les plus grandes délices, je ne les attendais que de leurs mauvais traitements et des situations dans lesquelles elles me faisaient sentir leur pouvoir... Les images de femmes hautaines me causaient de réelles délices, surtout quand ces femmes étaient des reines et portaient des fourrures. »

A 19 ans, eurent lieu les premières tentatives de coït avec des prostituées. Elles échouèrent piteusement; le coït lui paraissait une chose sale et insensée. Un jour il se fit flageller et fouler aux pieds par une fille. Ce fut pour lui une déception, cela lui parut brutal, répugnant et ridicule à la fois.

Ainsi, dans ce cas, la flagellation est sans valeur ; elle n'est qu'un symbole de l'etat d'esclavage ; employée seule, elle ne provoque que de la répuguance et de la honte, sans arriver à donner une satisfaction adéquate.

« Malgré cette déception, continue notre masochiste, je ne renonçai point à essayer de transporter dans la réalité mes représentations érotiques. Je cherchais les femmes qui s'appropriaient le mieux à mon dessein et je les instruisais soigneusement de la comédie compliquée que je voulais leur faire jouer. J'appris en même temps que la voie m'avait été préparée par des prédécesseurs qui avaient les mêmes sentiments que moi. La puissance de ces comédies, pour agir sur mon imagination et ma sensibilité, restait bien problématique. Ces scènes m'ont servi, pour me montrer d'une manière plus vive, quelques détails secondaires de la situation que je désirais : mais, ce qu'elles donnaient de ce côté, elles l'enlevaient en même temps à la chose principale, que mon imagination seule, sans le secours d'une duperie grossière et de commande, pouvait me procurer en rêve, d'une manière beaucoup plus facile. Les sensations physiques produites par les mauvais traitements variaient. Plus l'illusion réussissait, plus je ressentais la douleur comme un plaisir, ou, pour être plus exact, je considérais alors en mon esprit les mauvais traitements comme des actes symboliques. Il en sortit l'illusion de la situation tant désirée, illusion qui, tout d'abord, s'accompagna d'une sensation de plaisir psychique. Ainsi la perception du caractère douloureux des mauvais traitements a été quelquefois supprimée. Le processus était analogue, mais de beaucoup plus simple, parce qu'il restait sur le terrain psychique, quand je me soumettais à de mauvais traitements moraux, à des humiliations. Ceux-ci aussi s'accentuaient avec la sensation de plaisir, à la condition que je réussisse à me tromper moi-même. Mais cette duperie réussissait rarement bien et jamais complètement. Il restait toujours dans ma conscience un élément troublant. »

Cette observation est des plus curieuses. Elle montre bien le côté psychique du masochisme et le maigre équivalent que les comédies exécutées par des prostituées peuvent donner à celui qui est atteint de cette perversion. Pour que le masochiste fût heureux, il faudrait que ses rêves puissent se réaliser dans une liaison amoureuse avec une femme atteinte de sadisme.

Telle est encore l'histoire de cet individu rapportée par Krafft-Ebing, qui dans son enfance, dès l'âge de six ans, rêvait fréquemment qu'une femme le fouettait. Il se réveillait, après ces rêves, en proie à la plus vive émotion voluptueuse. A l'âge de vingt-cinq ans, il se fit flageller par une fille. Il fut alors déçu, car ni l'érection, ni l'éjaculation ne se produisirent. Il fut obligé, pour obtenir un résultat, de recourir à l'artifice suivant : Pendant qu'il essayait le coït, la fille devait lui raconter comment elle battait les autres impuissants et le menacer d'en faire autant avec lui. En outre, il était obligé de s'imaginer qu'il se trouvait ligotté et tout à fait à la merci de la femme et que, sans aucun moyen de défense, il recevait d'elle les coups les plus douloureux. Quelquefois, même, pour être puissant, il était obligé de se faire ligotter pour de bon.

Un autre sujet, observé par le même auteur, éprouvait un penchant voluptueux à la flagellation. Il vint au lupanar et se fit flageller par une belle fille : lui aussi éprouva une déception. Il renouvela ses tentatives et n'arriva à obtenir une satisfaction qu'en excitant son imagination à évoquer des représentations masochistes.

Tandis que ses jouissances et ses actes masochistes sont empreints d'un caractère de sensualité brutale, cet individu rêve souvent d'être le page d'une belle dame ; il serait son esclave, aurait pour elle un dévouement purement platonique. Il éprouve à ces rêves de « pagisme », un plaisir délicieux, mais qui n'a rien de sexuel.

Certains individus se soumettent aux pires humiliations, aux actes les plus répugnants pour arriver à la satisfaction masochiste. Léo Taxil (1) dit tenir d'un commissaire de police l'anecdote suivante :

(1) *La corruption fin de siècle*, p. 220. Je cite, bien entendu, sous toutes réserves, sachant la créance qu'il faut attribuer aux écrits du sieur L. Taxil.

« C'était, raconte le commissaire, à l'époque où il était défendu aux maisons de tolérance de recevoir des femmes à titre de visiteuses. On m'avait signalé un lupanar où allait parfois, assurait-on, une femme mariée. Je fis une descente dans cet établissement ; mais je n'y trouvai que les pensionnaires habituelles. J'allais me retirer, lorsqu'un monsieur se fit ouvrir. Je rentrai aussitôt dans un des salons ; j'avais eu cependant le temps d'apercevoir le nouveau venu. C'était un homme de cinquante-cinq à soixante ans, à barbe grise, d'un air respectable, très bien mis. Il venait à peine de franchir le seuil de la maison, que la sous-maîtresse se mit à l'invectiver de la façon la plus violente et la plus grossière, en le tutoyant : « Te voilà encore, vieux cochon ! que viens-tu faire ici ? » Je passe les qualificatifs orduriers. Surpris, je demandai à la patronne de l'établissement ce que cela signifiait. Elle me répondit à voix basse : « C'est un client qui a la « manie de se faire injurier et qui veut qu'on l'oblige « à accomplir les choses les plus répugnantes ; il n'est « satisfait que lorsqu'on a imaginé des ordres insensés « à lui donner ; il obéit à tous les commandements ; « nous l'appelons l'esclave. » En effet la sous-maîtresse se mit à lui ordonner de vraies folies : « Tu vas « te mettre à genoux devant les femmes ; tu les dé- « chausseras, et tu leur réchaufferas les pieds en « soufflant dessus. » Le maniaque répondait en tremblant : « Oui, oui, j'obéis. » Après quelques instants, la sous-maîtresse lui dit : « Tu vas aller dans les cabinets. « et tu lécheras la lunette. » Je l'entendis se rendre, en effet, dans les cabinets. Je sortis profondément écœuré ; je n'aurais jamais cru que l'homme pût tomber si bas dans la dégradation. »

L'observation suivante, toujours empruntée à Krafft-Ebing, est encore plus caractéristique, car le côté psychique de la perversion est encore plus accentué.

Il s'agit d'un artiste, âgé de vingt-sept ans, qui a un penchant curieux à convoiter les femmes qui se montrent farouches avec lui. Les femmes même les plus laides provoquent en lui une excitation sexuelle aussitôt qu'il aperçoit un trait impérieux et hautain dans leur caractère. Un mot de colère de la bouche d'une femme suffit pour provoquer chez lui les érections les plus violentes. Il était un jour assis au café et entendit la caissière, femme d'ailleurs très laide, gronder vertement et d'une voix énergique le garçon. Cette scène lui causa une violente émotion sexuelle qui, en peu de temps, aboutit à l'éjaculation. Il exige des femmes avec lesquelles il doit avoir des rapports sexuels qu'elles le repoussent et lui fassent des misères de toutes sortes. Il dit que, seules, les femmes qui ressemblent aux héroïnes des romans de Sacher-Masoch pourraient l'exciter.

Voici maintenant un cas dans lequel toute la sphère des représentations particulières au masochisme paraît atteinte. C'est une auto-biographie très intéressante, une confession faite à Krafft-Ebing : « Déjà, dans ma première enfance, raconte le sujet, je me plaisais aux représentations d'idées qui avaient pour sujet le pouvoir absolu d'un homme sur l'autre. L'idée de l'esclavage avait pour moi quelque chose de très excitant ; l'émotion était également forte en me voyant dans le rôle du maître comme dans celui du serviteur. J'étais excité outre mesure à la pensée qu'un homme pouvait en posséder un autre, le vendre, le battre. Ce qui était surtout excitant pour moi, c'était l'idée d'un homme attelé à une voiture où un autre homme, armé d'un fouet, était assis, et le dirigeait, le faisait marcher à coups de fouet.

« Jusqu'à l'âge de vingt ans, ces représentations étaient objectives et sans sexe, c'est-à-dire que l'homme attelé était, dans mon imagination, une tierce personne (pas moi-même), et la personne qui commandait n'était pas nécessairement du sexe féminin.

« Aussi ces idées étaient-elles sans influence sur mon instinct sexuel, ainsi que sur la manifestation de cet instinct. Bien que ces scènes créées dans mon imagination m'aient causé des érections, je ne me suis jamais de ma vie masturbé ; à partir de l'âge de dix-neuf ans, j'ai fait le coït sans le concours des représentations imaginaires sus indiquées et sans y penser. Toutefois j'avais une grande prédilection pour les femmes mûres, plantureuses et de haute taille, bien que je ne dédaigne pas non plus les plus jeunes.

« A partir de l'âge de vingt et un ans, les représentations commencèrent à s'objectiver ; il s'y ajoutait une chose essentielle, c'est que la maîtresse devait être une personne grande, forte, d'au moins quarante ans. A partir de ce moment, je fus toujours soumis à mes idées ; ma maîtresse était une femme brutale qui m'exploitait à tous les points de vue, même au point de vue sexuel, qui m'attelait devant sa voiture et faisait ainsi ses promenades, une femme que je devais suivre comme un chien et aux pieds de laquelle je devais me coucher nu pour être battu et fouetté.

« Voilà quelle était la base fixe des représentations de mon imagination autour desquelles se groupaient toutes les autres images.

« J'éprouvais, à me livrer à ces idées, un grand plaisir qui me causait des érections, mais jamais d'éjaculation. A la suite de la grande excitation sexuelle que me donnaient ces images, je cherchais une femme, de préférence une femme d'un extérieur correspondant à mon idéal, et je faisais le coït avec elle sans aucun autre procédé, et sans être, pendant l'acte, dominé par les images en question. »

On peut saisir, dans cette observation très curieuse, la genèse et la filiation des idées masochistes, qui n'absorbent pas entièrement la vie sexuelle puisqu'elles permettent encore le coït normal sans le secours d'aucun artifice.

« Je n'ai jamais essayé de donner un corps à ces représentations très précises et très caractéristiques, c'est-à-dire de les relier avec le monde extérieur, continue l'auteur de cette confession ; je me suis contenté de me délecter des jeux de mon imagination, car j'étais profondément convaincu que jamais je ne pourrais obtenir une réalisation de mon idéal, pas même une réalisation approximative. L'idée d'arranger une comédie avec des filles publiques payées, me paraissait ridicule et inutile, car une personne que je payerais ne pourrait jamais, dans mon idée, occuper la place d'une souveraine cruelle. Je doute qu'il y ait des femmes à tendances sadiques, telles que les héroïnes des romans de Sacher-Masoch. Quand même il y en aurait et que j'aurais le bonheur d'en trouver une, mes rapports avec elle, dans la vie réelle, m'auraient toujours paru comme une comédie. Eh bien! me disai-je, si je tombais sous l'esclavage d'une Messaline, je crois que, à la suite des privations qu'elle m'imposerait, j'en aurais bientôt assez de cette vie tant désirée et que, dans les intervalles de lucidité, je ferais tous mes efforts pour reprendre ma liberté.

« Pourtant, j'ai trouvé un moyen d'obtenir une réalisation approximative. Après avoir par l'évocation de ces scènes imaginaires fortement excité mon instinct sexuel, je vais trouver une prostituée ; arrivé chez elle, je me représente vivement dans mon imagination une de ces scènes d'esclavage ou je m'attribue le rôle principal. Au bout d'une demi-heure pendant laquelle mon imagination me dépeint ces situations et que l'érection augmente de plus en plus, je fais le coït avec une volupté plus vive et avec une forte éjaculation.

« Quand l'éjaculation a eu lieu, le charme est rompu. Honteux, je m'éloigne le plus vite possible et j'évite de me remémorer ce qui s'est passé. Ensuite, quinze jours se passent sans que je sois hanté par mes idées. Quand le coït m'a satisfait, il arrive même que, pendant la période calme qui précède l'accès, je ne puis pas comprendre comment on peut avoir des goûts masochistes. Mais un autre accès arrive sûrement tôt ou tard. Je dois cependant faire remarquer que je fais aussi le coït sans y être préparé par de pareilles représentations ; je le fais aussi avec des femmes qui me connaissent bien et en présence desquelles je renie entièrement les fantaisies dont il est question. Mais, dans ces derniers cas, je ne suis pas toujours puissant, tandis que, sous le coup des idées masochistes, ma puissance sexuelle est absolue. Je ne crois pas inutile de faire encore remarquer que, pour mes autres pensées et mes autres sentiments, j'ai des dispositions esthétiques, et que je méprise au plus haut degré les mauvais traitements infligés à un homme. Finalement je dois encore rappeler que la forme du dialogue a aussi son importance. Dans mes représentations il est essentiel que la souveraine me tutoie, tandis que moi je suis obligé de l'appeler vous et madame. Le fait d'être tutoyé par une personne qui s'y prête et cela comme expression d'une puissance absolue, m'a causé des sensations voluptueuses dès ma première jeunesse et m'en cause encore aujourd'hui. »

Ce sujet qui s'est fort bien observé lui-même fait judicieusement remarquer que le côté psychique constitue, dans le masochisme, le phénomène principal. Si, ajoute-t-il, la réalisation des idées masochistes, par conséquent la flagellation passive, était le but désiré, alors comment expliquer ce fait contradictoire qu'une grande partie des masochistes n'essaient jamais de réaliser leurs idées, ou, s'ils le font, qu'ils en sortent complètement dégrisés ou au moins qu'ils n'y trouvent pas la satisfaction qu'ils espéraient ?

Voici enfin un dernier cas (1) qui montre nettement

(1) Krafft-Ebing. *Loc. cit.*, p. 145.

les rapports qui existent entre la soumission à la femme, l'humiliation par la femme et l'étrange effet sexuel qui en résulte. On pourra y juger aussi de l'extravagance des actes résultant de la perversion.

Cet individu avait. dès sa jeunesse, des pollutions nocturnes en rêvant qu'une femme sympathique s'appuyait fortement sur lui ou, qu'étant couché sur l'herbe, la femme par plaisanterie montait sur son dos.

Une femme plantureuse, avec de belles formes et surtout un beau pied, pouvait, quand il la voyait assise, le mettre dans la plus grande excitation. Il sentait alors le désir violent de s'offrir pour lui servir de siège et « pouvoir supporter tant de splendeur. Un coup de pied, un soufflet, venus d'elle, lui auraient été le plus grand bonheur. L'idée de faire le coït avec elle lui faisait horreur. Il éprouvait le besoin de se mettre au service de la femme. Il lui semblait que les femmes aiment à monter à cheval. Il délirait à l'idée délicieuse de se fatiguer sous le poids d'une belle femme pour lui procurer du plaisir. Il se dépeignait une pareille situation dans tous les sens; il voyait dans son imagination le beau pied muni d'éperons, les superbes mollets, les cuisses rondes et molles. Il rêvait souvent être un beau coursier fougueux et être monté par une belle femme. Il sentait le poids de la cavalière, les rênes auxquelles il devait obéir, la pression de la cuisse contre ses flancs, il entendait sa voix belle et gaie. La fatigue lui faisait perler la sueur, l'impression de l'éperon faisait le reste et provoquait parfois l'éjaculation au milieu d'une vive sensation de volupté. »

Obsédé par ces rêves, le masochiste chercha à les objectiver et finit par en trouver l'occasion. Il raconte lui-même : « Je savais toujours m'arranger de façon que, dans une occasion donnée, la femme s'assît spontanément sur mon dos. Alors je m'efforçais de lui rendre cette situation aussi agréable que possible, et je faisais tant et si bien qu'à la prochaine occasion c'était elle qui me disait : « Viens, je veux chevaucher sur toi. » Etant de grande taille, je m'appuyais des deux mains sur une chaise, je mettais mon dos dans une position horizontale et elle l'enfourchait comme les hommes ont l'habitude de monter à cheval. Je contrefaisais alors autant que possible tous les mouvements d'un cheval et j'aimais à être traité par elle comme une monture et sans aucun égard. Elle pouvait me battre, piquer, gronder, caresser, tout faire selon son bon plaisir. Je pouvais supporter, pendant une demi-heure ou trois quarts d'heure, des personnes pesant de soixante à quatre-vingts kilogrammes. Après ce laps de temps, je demandais toujours un moment de repos. Pendant cet entr'acte, les rapports entre ma souveraine et moi étaient tout à fait inoffensifs, et nous ne parlions pas même de ce qui venait de se passer. Un quart d'heure après, j'étais complètement reposé, et je me mettais de nouveau à la disposition de ma souveraine. Quand le temps et les circonstances le permettaient, je continuais ce manège trois ou quatre fois de suite. Il arrivait que je m'y livrais dans la matinée et dans l'après-midi du même jour. Après, je ne sentais aucune fatigue ni aucun malaise, seulement j'avais peu d'appétit dans ces journées. Quand c'était possible, je préférais avoir le torse nu pour mieux sentir les coups de cravache. Ma souveraine était obligée d'être décente. Je la préférais avec de belles bottines, de beaux bas, des pantalons courts et serrant aux genoux, le torse complètement habillé, la tête coiffée d'un chapeau, les mains gantées. »

Le « chevauchage par la femme » remplaçait complètement chez cet individu le coït qu'il appel un « acte bestial ».

C'est là une sorte de masochisme symbolique. Pascal en apporte aussi un cas curieux.

A Paris, un individu se rendait à des soirées fixées d'avance dans un appartement dont la propriétaire était disposée à se prêter à ses penchants étranges. Il entrait en tenue de soirée dans le salon de la dame qui devait le recevoir en grande toilette et d'un air hautain. Il l'appelait « marquise » et elle devait l'appeler « mon cher comte ».

Il parlait ensuite du bonheur de la trouver toute seule, de son amour et de l'heure du berger. La dame devait alors jouer le rôle d'une dame froissée dans sa dignité. Le prétendu comte s'enflammait de plus en plus et demandait à la pseudo-marquise de lui poser un baiser sur l'épaule. Grande scène d'indignation ; elle sonne, un valet, loué tout exprès dans ce but, entre et met le comte à la porte. Le comte s'en va très content et paie richement tous les acteurs de cette comédie.

IV. Masochisme larvé.

Le masochisme moral consiste surtout, comme nous venons de le voir, en humiliations reçues d'une femme, en avilissement devant elle. On peut pour cette raison rapprocher du masochisme la tendance à exécuter des actes humiliants, comme lécher des régions couvertes de sueur, les aisselles, les pieds, se faire souiller d'urine ou de matières fécales ou à sentir les odeurs des excréments. A cette catégorie appartiennent les cunnilingues et les stercoraires.

Stefanowsky dit avoir connu un vieux négociant russe qui venait souvent dans une maison publique et largement régalait les filles, qui devaient cracher dans un verre, après quoi il avalait ces crachats avec un énorme plaisir.

Un individu, cité par Cantarano (1), avant de pratiquer le coït, suçait et mordait l'orteil de la fille qui devait être le plus sale possible.

Nombre d'auteurs assurent que certains débauchés se font uriner ou déféquer dans la bouche par des filles. Ces faits ne sont malheureusement que trop vrais et des tenancières de maisons closes m'ont assuré qu'ils étaient très fréquents. L'une d'elles m'a raconté qu'un individu venait chez elle toutes les semaines : une fille lui déféquait sur la figure ; il mangeait une portion des matières fécales ainsi rendues, emportait le

(1) *La Psichiatria*, V, p. 207.

reste dans son mouchoir et payait d'autant plus que la fille l'avait plus abondamment servi.

Un individu, cité par Pelanda (1), se faisait uriner dans la bouche par des filles et éprouvait la plus grande volupté à avaler leur urine. Après l'avoir bue, il éprouvait toujours du dégoût, avait mal au cœur et jurait de ne plus recommencer.

Il faut encore ranger dans cette catégorie les individus que Tardieu (2) appelait des « renifleurs », « qui in secretos locos nimirum theatrorum posticos convenientes quo complures feminæ ad micturiendum festinant, per nares urinali odore excitati, illico se invicem polluunt ».

Un médecin a communiqué à Krafft-Ebing (3) le fait suivant.

Un notaire, connu dans son entourage comme un original et un misanthrope depuis sa jeunesse et qui, pendant qu'il faisait ses études, avait l'habitude, comme il le raconte lui-même, de stimuler ses désirs sexuels en prenant un certain nombre de feuilles de papier de latrine dont il s'était servi ; il les étalait sur la couverture de son lit, les regardait et reniflait jusqu'à ce que l'érection se produisît, érection dont il se servait ensuite pour accomplir l'acte de la masturbation. Après sa mort, on a trouvé près de son lit un grand panier rempli de ces papiers. Sur chaque feuille il avait soigneusement noté la date.

(1) *Archivio di psichiatria*, X, f. 3 et 4.

(2) *Etude médico-légale sur les attentats aux mœurs*, p. 206.

(3) *Loc. cit.*, p. 179.

Sont-ce encore des masochistes ceux qu'on appelle les « voyeurs » et qui se réjouissent à la vue d'une femme possédée par un autre? Certains individus amènent souvent de fort belles filles dans des maisons de rendez-vous et les abandonnent aux caresses d'autres clients. Les uns se masturbent pendant ce temps-là, d'autres les possèdent ensuite, sans leur permettre de se laver, d'autres enfin, que les méretrices appellent des « bouffeurs de camelote », se précipitent aux pudenda de la fille souillée du sperme d'un autre et l'avalent avec ivresse.

Ces abominables pratiques se rencontrent aussi chez les homosexuels.

On peut, à la rigueur, considérer comme des masochistes les fellateurs, non les professionnels, mais les fellateurs par goût, ceux que Tardieu définit si drôlement dans un latin pompeusement germanique, et qui a grandement réjoui ma jeunesse : « Cognomine pompeurs de dard sive de nœud (id est turpissima penis significatio) designantur ii qui labia et oscula obscenis blanditiis præbent. » Stefanowsky dit avoir connu un officier et un gentilhomme russes qui prodiguaient ces sales caresses à de nouveaux conscrits et à de jeunes paysans. Un criminel, que j'ai observé (1), déclarait que pour lui le summum de la volupté était « d'avaler du sperme chaud et parfumé au moment de l'éjaculation ».

Enfin, Krafft-Ebing (2) rapporte l'observation d'un

(1) *Les habitués des prisons de Paris*, p. 178.
(2) *Loc. cit.*, p. 177.

individu excentrique et débauché qui avait pris l'habitude de stationner le soir près des maisons en construction ; il choisissait, parmi les ouvriers qui quittaient le bâtiment, les plus sales et les invitait à l'accompagner. Arrivé chez lui, il les faisait déshabiller, leur suçait ensuite l'orteil et arrivait ainsi à une satisfaction sexuelle.

Krafft-Ebing appelle ce masochisme : masochisme inconscient et larvé. Il est vraisemblable, en effet, que ces individus n'ont pas conscience de la vraie signification de ce penchant : ils ne se rendent compte que de leur envie pour les choses dégoûtantes.

Le masochisme larvé peut aussi se rencontrer chez la femme.

Bianchi a rapporté l'observation d'une femme qui exigeait chaque nuit de son mari une salve de pets. Moraglia (1) a vu une femme de dix-huit ans, à la chevelure noire et épaisse, qui aux rapports sexuels préférait la masturbation sous l'excitation provoquée par l'odeur de l'urine mâle, qui avait sur elle une action dynamogène telle qu'elle l'obligeait à se masturber dans le voisinage des urinoirs, au risque d'être arrêtée, comme elle le fut du reste plusieurs fois ; elle renouvelait ce plaisir avec plus d'intensité dans sa chambre, en tenant sous son nez un flacon d'urine mâle.

(1) *Archivio di psichiatria*, XIII, p. 567. V. aussi Lombroso et Ferrero : *La femme criminelle et la prostituée*, p. 395.

CHAPITRE VI

MASOCHISME ET SUICIDE

Comme je l'ai déjà dit, le masochiste est arrêté dans son besoin de souffrance par l'instinct de conservation. Pourtant le suicide par amour n'est pas rare et les exemples en sont innombrables. « Tout l'empire amoureux est rempli d'histoires tragiques », dit Mme de Sévigné racontant le malheur de son fils auprès de la célèbre Champmeslé.

J'écrivais, il y a quelques années : « Il est des âmes fortes qui savent souffrir et vaincre l'amour. L'idée torturante cède devant leur volonté courageuse, puis peu à peu elle s'efface, ce n'est plus qu'une image nuageuse et lointaine, un inane et vague fantôme qui bientôt tombera dans l'oubli, ce bienfaisant Léthé qui engloutit et emporte toutes les douleurs humaines. Il est, au contraire, des âmes faibles, des volontés débiles qui ne savent point lutter contre l'obsession qui les envahit et s'y abandonnent. L'amour leur étreint l'âme comme dans un étau, et ils ne sauraient lui échapper. Et le malheur suit de près l'amour. La passion, qui devait donner toutes les voluptés, toutes les joies et toutes les allégresses, n'enfante plus que des tourments et des soucis. L'amour torture l'infortuné qu'il tient enchaîné comme la divinité vengeresse qui livrait le foie de Prométhée au bec d'un vautour. *Immortale jecur* (1) ! » Nombre de ces malheureux s'ôtent la vie. La poétesse Sappho, affolée d'amour et de désespoir, se précipite dans la mer du haut du rocher de Leucade.

Le masochisme est-il une cause de suicide ? Rarement, à mon avis.

Le vrai masochiste n'est pas un ensorcelé d'amour, hanté, obsédé en quelque sorte par une image féminine. Il recherche simplement la satisfaction sexuelle par les moyens qui lui semblent adéquats. S'il ne la trouve pas, il est simplement attristé, mais ce n'est pas un désespéré qui juge la mort plus précieuse que la vie.

L'homme que torture la soif de la femme qu'il désire et qui le repousse est capable de tout. Tout autre est le masochiste, comme la plupart des pervertis, du reste ; ils sont à la recherche de la volupté ; s'ils ne la trouvent pas, ils n'ont que des désillusions et non la souffrance aiguë de l'amoureux repoussé. Comme tous ceux qui vont à la poursuite d'un idéal qu'ils ne peuvent réaliser, d'une insaisissable chimère, ils peuvent éprouver de la tristesse capable de les amener au *tœdium vitæ* et au suicide. Mais, je le répète, ces cas sont rares. Quant à l'homme en état de servitude sexuelle, quelques humiliations qu'il endure, il songera

(1) *L'Amour morticide*, p. 236.

rarement au suicide. Il trouvera toujours assez de raisons pour se rattacher à la vie dans les maigres satisfactions que lui accorde de temps en temps une impérieuse souveraine.

Il y a quelques années, la cour d'assises de la Seine avait à juger un cas bien curieux : une amante qui entraîne et décide son amant au suicide.

Berthe D... est une jeune fille romanesque, une petite ouvrière au visage chiffonné, à l'allure décidée. Elle s'est prise d'amour, depuis son enfance presque, pour Gasson. Cet amant a grandi avec elle, et cette pâle jeune fille, à l'esprit exalté, n'a pu supporter la moindre entrave à cette passion qui l'absorbait toute.

Gasson, lui, est un petit jeune homme timide et doux, un peu faible d'esprit, un débile. Il dut partir un jour pour faire son service militaire. Il supporta mal cette nouvelle existence, se plaignant de l'insuffisance de l'ordinaire, de le brutalité des camarades de caserne, de la raideur des chefs.

De son côté, Berthe D... supportait mal aussi cette séparation.

— Viens, lui écrivait-elle, viens quand même. Je ne puis plus vivre sans te revoir.

Et le mauvais troupier passa par dessus la consigne pour venir à Paris retrouver sa maîtresse.

Alors ils décidèrent de mourir plutôt que de se séparer de nouveau.

— Nous avons remis de jour en jour pour nous tuer. déclare Berthe D... C'est moi qui, le matin du 8 janvier, lui ai dit qu'il ne fallait pas tarder davantage. Nous avons attendu que l'horloge de Ménilmontant sonnât huit heures et demie, comme c'était convenu. Je l'ai embrassé une dernière fois et lui ai dit de tirer. La balle ne m'a pas fait grand mal et je n'ai pas perdu connaissance, mais j'ai fermé les yeux pour ne pas le voir se tuer.

Berthe D... n'était qu'une détraquée et Gasson un être sans consistance comme sans volonté que l'asservissement à la femelle a amené au suicide.

CHAPITRE VII

LE MASOCHISME AU POINT DE VUE SOCIAL

Le masochiste n'est pas, comme le sadiste, un anti-social et sa passion ne l'entraine jamais au crime, même contre lui-même. L'instinct de la conservation suffit à le préserver des mauvais traitements qui pourraient mettre sa vie en danger. Malgré son caractère pathologique très prononcé, il peut donc vivre d'une vie en apparence normale au milieu de ses contemporains. « Le masochisme, déclarait l'un d'eux à Krafft-Ebing, non seulement ne peut pas gâter le bonheur de ma vie, mais n'a pas non plus la moindre action sur ma vie sociale. Pendant la période exempte du masochisme, je suis un homme très normal en ce qui concerne mes actions et mes sentiments. Au moment de mes accès de masochisme, il se produit une grande révolution dans le monde de mes sentiments, mais ma vie extérieure ne change en rien. J'ai une profession qui exige que je me montre beaucoup dans la vie publique. Or. j'exerce ma profession, pendant l'état de masochisme, aussi bien que pendant d'autres périodes. »

Pourtant on ne saurait nier que le masochisme, sous quelque forme qu'on l'envisage, ne soit un abaissement. Le masochiste est un mâle qui abdique au point de vue physique et encore plus au point de vue psychique. Tant qu'on n'aura pas renversé les lois primordiales du monde, le rôle du mâle est dans la domination. Sa position dans l'accouplement, son rôle de provocateur,en sont des preuves manifestes. Le masochiste n'est plus un homme au sens psychologique du mot, c'est un humilié, qu'il soit en simple état de servitude sexuelle ou qu'il en soit arrivé aux formes pathologiques de la perversion. Un pareil homme pourra être intelligent, bien doué au point de vue artistique, il ne sera jamais un homme d'énergie et d'action, un homme capable de grandes pensées ou de grandes entreprises. Le misérable eunuque moral qui file aux pieds d'Omphale n'a plus rien du vainqueur du lion de Némée. L'antiquité l'a si bien compris qu'elle a fait de l'un un héros et de l'autre une victime de la vengeance des dieux.

L'homme qui est sous la dépendance d'une femme est, en effet, comme un esclave enchaîné ; c'est en outre, le plus souvent un déséquilibré ou un héréditaire dégénéré. Il y a des siècles déjà, un sage, le roi Salomon, disait :

« Que ton cœur ne se détourne point vers les voies de la femme, et qu'elle ne te fasse point égarer dans ses sentiers ; car elle en a fait tomber plusieurs, blessés à mort, et elle en a tué plusieurs qui étaient des plus forts.

« Sa maison est le chemin du sépulcre, qui descend aux profondeurs de la mort (1). »

(1) *Proverbes*, VII, 25, 26 et 27.

TABLE DES MATIÈRES

PREMIÈRE PARTIE

Volupté et cruauté
Le sadisme et les crimes sadiques

11 mai 50

DEUXIÈME PARTIE

Volupté et souffrance
Le masochisme

IMPRIMERIE F. DEVERDUN, BUZANÇAIS (INDRE).

www.ingramcontent.com/pod-product-compliance
Ingram Content Group UK Ltd.
Pitfield, Milton Keynes, MK11 3LW, UK
UKHW020545180726
13838UKWH00001B/56

9 782329 385679